AF534695

Bettina Busse

# ICD-10 und OPS

## Strukturierte Einführung mit Übungen in die Diagnosen- und Prozedurenverschlüsselung

5., aktualisierte Auflage

Der Fachverband für Dokumentation und Informationsmanagement in der Medizin (DVMD e.V.)

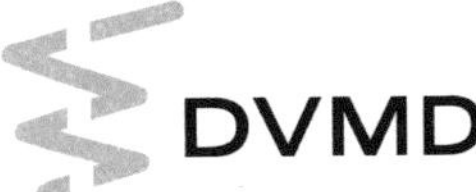


Der Fachverband für
Dokumentation und
Informationsmanagement
in der Medizin

**Bettina Busse**

Universitätsklinikum Freiburg
Stabsstelle Medizincontrolling
Berliner Allee 29
79110 Freiburg

Bettina.Busse@uniklinik-freiburg.de

**Bibliografische Information der Deutschen Bibliothek**
**Die Deutsche Bibliothek verzeichnet diese Publikation in der Deutschen Nationalbibliografie; detaillierte bibliografische Daten sind im Internet über <http://dnb.ddb.de> abrufbar.**

**ISBN 978-3-8482-1376-4**

Umschlaggestaltung: Fleck · Zimmermann, Berlin

Herstellung und Verlag: Books on Demand, Norderstedt

Juni 2012

# Inhaltsverzeichnis

# Vorwort zur fünften, aktualisierten Auflage

Der Fachverband für Dokumentation und Informationsmanagement in der Medizin (DVMD) gibt die Einführung in ICD-10 und OPS mit aktuellen inhaltlichen Überarbeitungen nun bereits in der fünften Auflage heraus.

Die in der Einführung behandelten Klassifikationssysteme haben in den vergangenen Jahren eine erhebliche Bedeutung für die Krankenhäuser erlangt. Nur durch die korrekte und vollständige Verschlüsselung aller behandlungsrelevanten Diagnosen und durchgeführter Maßnahmen können die Krankenhäuser leistungsgerecht vergütet und so ihre Wirtschaftlichkeit gesichert werden.

Denjenigen Klinikmitarbeitern, die die Verschlüsselungen vornehmen oder bereits verschlüsselte Daten auf Richtigkeit und Vollständigkeit prüfen, kommt damit ein Ausmaß an Verantwortung zu, das es vor Einführung des Abrechnungssystems mit Fallpauschalen (DRG) so nicht gab.

Durch diese Entwicklung befinden sich Mediziner genauso wie das angehende Fachpersonal an den Schulen für Medizinische Dokumentation oder in der dualen Ausbildung an den Krankenhäusern und in anderen Einrichtungen in der Situation, sich intensiv mit dieser Materie auseinander setzen zu müssen. Die Buchausgaben mit den Klassifikationen sind dafür nur bedingt hilfreich, so dass diese strukturierte Einführung sehr viel übersichtlicher und schneller das notwendige Grundverständnis vermitteln kann.

Inzwischen ergeben sich aus den jährlichen Überarbeitungen der Kataloge immer weniger – dafür aber umso wichtigere – Veränderungen. Diese jährlichen Anpassungen werden immer häufiger für eine adäquate Abbildung des Aufwands einer Krankenhausbehandlung notwendig.
Nun kommt es, auch und insbesondere für die Ausrichtung dieser Einführung, darauf an, dem Leser die zugrunde liegenden Methodiken in der Strukturierung der Klassifikationssysteme und deren Anwendung zu vermitteln.

Anhand einer Fülle von konkreten Beispielen aus der Medizin und ihrer korrekten Abbildung durch Diagnosen- und Prozedurenschlüssel wird dem Leser der Transfer in der anschließenden, praktischen Arbeit erheblich erleichtert. Durch die angebotenen Übungsaufgaben und deren Lösungen wird diese Einführung darüber hinaus zum Lehrbuch. Der Wissensstand kann im Selbststudium überprüft oder der angebotene Stoff an den Schulen unmittelbar für den Unterricht verwendet werden.

Die Autorin verfügt als ehemalige Leiterin einer Schule für Medizinische Dokumentation sowohl über langjährige Erfahrungen in der Wissensvermittlung, als auch durch ihre jetzige Tätigkeit an einem Universitätsklinikum über umfassende Kompetenzen in der praktischen Anwendung, so dass die - manch einem zunächst eher trocken erscheinende - Thematik so kurzweilig wie nur möglich dargeboten wird. Dabei beschränkt sich die Autorin auf das Wesentliche, was insbesondere bei den zeitlich stark belasteten ärztlichen Krankenhausmitarbeitern Zustimmung finden wird.

Es gibt keine vergleichbare Publikation, die so knapp und dennoch gründlich in die Struktur der Verschlüsselungssysteme und die Anforderungen beim Verschlüsseln einführt. Der Einführung ist deshalb auch in dieser aktualisierten Auflage eine weite Verbreitung zu wünschen.

Carolin Peiske
DVMD-Vorstandsteam Schriftenreihe

# Einleitung

Im Rahmen meiner Unterrichtstätigkeit an der Schule für Medizinische Dokumentation in Freiburg habe ich es oft bedauert, dass der Unterricht über die medizinischen Klassifikationen eher theoretisch gehalten war und so wenig erkennbaren Bezug zur Kodierpraxis hatte. Das Heft "Basiswissen ICD-9 für Morbiditätsstatistiken" war damals eine gute Grundlage für mein erstes Unterrichtsskript, das im Laufe der Jahre immer ausführlicher wurde. Inzwischen konnte ich es durch interessante Kodierfragen aus meiner Tätigkeit am Universitätsklinikum Freiburg und aus externen Kodierseminaren ergänzen.

Das Ergebnis halten Sie nun in Händen: Ein Lehrbuch für Dokumentare und zukünftige Kodierprofis, das fundierte Kenntnisse zu ICD-10-GM und OPS vermitteln und in zahlreichen Übungen die Kodierproblematik veranschaulichen soll. Ohne diese Kenntnisse ist trotz mächtiger, EDV-gestützter Kodiertools so manche Kodierfrage nicht korrekt zu lösen.

Die Erläuterungen im Text werden durch Abbildungen mit Auszügen aus ICD-10-GM 2012 und OPS 2012 ergänzt. Die Erstellung erfolgte unter Verwendung der Dateien der amtlichen ICD-10-GM-Fassung sowie der amtlichen OPS-Fassung des Deutschen Instituts für Medizinische Dokumentation und Information (DIMDI).

In den Abbildungen sind die Stellen durch Nummern gekennzeichnet, auf die im Text hingewiesen wird. Steht im Text z.B. (Abb. 1 [3]), so ist das Beschriebene in Abbildung 1 mit der Nummer 3 gekennzeichnet.

Ich danke meinen Schülern und Auszubildenden, die durch ihre Anregungen und kritische Revision des Skriptes zum Gelingen dieses Projektes beigetragen haben.

Dreiseenbahn zwischen Altglashütten und Freiburg,
Juni 2012

Bettina Busse

# Klassifikation

Eine Klassifikation (**Klassifikationssystem**) ist ein Ordnungssystem, bei dem Begriffe in **Klassen** zusammengefasst werden, die in mindestens einem klassenbildenden Merkmal übereinstimmen.

Bsp.: Klasse "Hernia femoralis" enthält:
- Hernia femoralis mit Einklemmung
- Inkarzerierte Hernia femoralis
- Irreponible Hernia femoralis
- Verschluss verursachende Hernia femoralis

Die Klassen einer Klassifikation sollten sich nicht überschneiden, das heißt die Klasseninhalte müssen sich gegenseitig ausschließen (sie sollten **disjunkt** sein). Außerdem müssen die Klassen das zu dokumentierende Fachgebiet **vollständig** abdecken. Jeder zu dokumentierende Sachverhalt muss bei einer strengen Klassifikation **genau einer** Klasse zugeordnet werden können (= **klassieren**).

Die Klassen müssen so gestaltet sein, dass sie im Sinne der Aufgabenstellung wirklich nur "gleichwertige" Sachverhalte zusammenfassen, also nicht **zu breit** sind. Umgekehrt dürfen Klassen im Sinne der Aufgabenstellung aber auch nicht **zu eng** gestaltet sein.

Die Anzahl der Klassen einer Klassifikation sollte einerseits möglichst groß sein, um eine hohe **Indexierungsgenauigkeit** zu erreichen und um damit genügend detaillierte Auswertungen bearbeiten zu können. Andererseits sollte die Zahl der Klassen nicht zu groß sein, damit das Ordnungssystem übersichtlich ist und mit ihm bequem und rationell gearbeitet werden kann.

Häufig ist für die einfachere weitere Verarbeitung jede Klasse mit einer **Notation** (**Schlüssel**, **Kode**) versehen. Das Aufzeichnen der Notation (wenn ein Sachverhalt einer Klasse zugeordnet wird) nennt man **notieren** (**verschlüsseln** oder **kodieren**).

Die Klassen werden **systematisch** angeordnet (deshalb die Bezeichnung Ordnungssystem). Damit trägt man erheblich zur terminologischen Kontrolle bei. Klassifikationen von nennenswertem Umfang sind meist **hierarchisch** aufgebaut, die Klassen (Klassen, Unterklassen, Unter-Unterklassen) haben zueinander Oberbegriff-Unterbegriff-Beziehungen. Hat ein Unterbegriff immer nur genau einen Oberbegriff, spricht man auch von einer **Monohierarchie**. Meist spiegelt die Notation die Hierarchie wider.

Je nach Dokumentationssystem wird geregelt, auf welcher hierarchischen Stufe zu klassieren ist. In der Regel ist so speziell wie möglich zu kodieren. Man spricht auch vom **endständigen Kodieren** bzw. der Verwendung von **terminalen Kodes**.

Damit die Klassen das Sachgebiet vollständig abdecken, sollte man auf allen zu verwendenden Hierarchieebenen eine Klasse für "**Sonstiges**" vorsehen (allerdings in dem Bewusstsein, dass der Informationsgehalt dieser Klasse eher gering ist.)

Von allen Prinzipien, nach denen ein Ordnungssystem aufgebaut sein kann, ist die Klassifikation am weitesten verbreitet. In der Praxis gibt es sowohl sehr große Klassifikationssysteme (z.B. ICD-10-GM 2012 mit 13.348 Klassen) als auch extrem kleine. Ein Beispiel für eine extrem kleine Klassifikation kann ein Klassifikationssystem für das Geschlecht sein mit den Klassen "männlich", "weiblich", "keine Angabe" oder ein Klassifikationssystem für den Familienstand mit den Klassen "ledig", "verheiratet", "verwitwet", "geschieden", "getrennt lebend" und "unbekannt".

## Literatur


- W. Gaus: Dokumentations- und Ordnungslehre – Theorie und Praxis des Information Retrieval; Springer, 2005, 5. überarbeitete Auflage
- F. Leiner, W. Gaus, R. Haux, P. Knaup-Gregori, K.-P. Pfeiffer: Medizinische Dokumentation – Grundlagen einer qualitätsgesicherten integrierten Krankenversorgung. Lehrbuch und Leitfaden; Schattauer, 2011, 6. aktualisierte Auflage
- T. Lehmann, Meyer zu Bexten: Handbuch der Medizinischen Informatik; Hanser, 2004, 2. völlig neu bearb. Auflage

# International Classification of Diseases and Related Health Problems (ICD)

Möchte man Krankheiten und Todesursachen statistisch auswerten (z.B. tabellarische Darstellung von Häufigkeiten, Vergleiche, usw.), ist eine Einteilung der Krankheitsbegriffe und Todesursachen erforderlich. Da schätzungsweise mehr als 40.000 Krankheitsbezeichnungen existieren, und es je nach Anwendungsgebiet unterschiedliche systematische Einteilungen gibt, ergab sich die Notwendigkeit einer allgemein anwendbaren und international verbreiteten Einteilung der Krankheitsbegriffe und Todesursachen.

## Geschichte der ICD

**1855** wurde von William Farr und Marc d'Espine ein **Todesursachenverzeichnis** mit 139 Krankheitsgruppen aufgestellt (= Klassifikation), das zunächst nur im angelsächsischen Sprachraum benutzt wurde.

**1893** wurde auf einer internationalen Konferenz ein weiterentwickeltes und verbessertes Todesursachenverzeichnis für international verbindlich erklärt. Zur Weiterentwicklung und Anpassung des Todesursachenverzeichnisses wurden regelmäßige Revisionen in 10-jährigen Intervallen beschlossen.

Seit **1948 (6. Revision)** werden die Revisionskonferenzen unter der Obhut der Weltgesundheitsorganisation (WHO) durchgeführt. Mit der 6. Revision wurden die Todesursachen der ICD auf nichttödliche **Krankheiten und Verletzungen** ausgedehnt und damit auch für Morbiditätsstatistiken einsetzbar. Der genaue Titel der ICD lautete deshalb von da an bis zur 9. Revision "Internationale Klassifikation der Krankheiten, Verletzungen und Todesursachen"

In den Folgejahren nahm das Bedürfnis zu, die ICD als Diagnosenschlüssel (Diagnosenklassifikation) in den Kliniken, bei Krankenkassen und an sozialmedizinischen Forschungsinstituten für Diagnosenstatistiken einzusetzen. Dem wurde besonders in der **9. Revision (1975)** der ICD durch eine "Verfeinerung" der Klassen Rechnung getragen. Es wurde eine weitere hierarchische Ebene eingeführt. Insgesamt wurde die Anzahl der Klassen mehr als verdreifacht.

Mit der **10. Revision (1989)** wurde die ICD weiter verfeinert und erweitert. Die Erweiterung machte den Umstieg von der rein numerischen Notation auf eine alphanumerische Notation erforderlich. Der neue Titel "Internationale Statistische Klassifikation der Krankheiten und verwandter

Gesundheitsprobleme" spiegelt die erweiterten Anwendungsgebiete der ICD-10 wider.

Die ICD ist pragmatisch fortentwickelt und ausgebaut worden. Das streng logische Ordnungsprinzip der Klassifikation mit nur einer oder mit konsequent einheitlichen Bezugsachsen konnte nie durchgehalten werden. Dennoch sind Klassifikationsgrundsätze erfüllt: Die Klasseninhalte schließen sich gegenseitig aus (die Klassen sind disjunkt) und die Klassengrenzen sind durch zahlreiche Ein- und Ausschlussangaben definiert.

Die Stärke der ICD liegt in der internationalen Verbreitung und der Weiterentwicklung und Pflege durch die WHO. In den jeweiligen Ländern wird die WHO-Fassung in die Landessprache übersetzt und teilweise angepasst.

Für die **deutsche Ausgabe** der ICD ist seit der 9. Revision das Deutsche Institut für Medizinische Dokumentation und Information (DIMDI) zuständig. DIMDI wird dabei vom Kuratorium für Fragen der Klassifikation im Gesundheitswesen (KKG) unterstützt.

Die deutsche Übersetzung der **WHO-Ausgabe**, die ICD-10-WHO 2011 (ohne deutsche Modifikationen), wird für die Kodierung der Todesursachen verwendet, die für die Todesursachenstatistik verwendet wird.

Die **ICD-10-SGBV** "Internationale statistische Klassifikation der Krankheiten und verwandter Gesundheitsprobleme, 10. Revision, Ausgabe für die Zwecke des Fünften Buches Sozialgesetzbuch" war eine spezielle deutsche Modifikation (Adaption) der WHO-Ausgabe. Sie wurde den Erfordernissen der Diagnosendokumentation nach § 295 und § 301 Fünftes Sozialgesetzbuch angepasst. Bis Ende 2003 war sie in Deutschland in verschiedenen Versionen im Einsatz:

- In der vertragsärztlichen ambulanten Gesundheitsversorgung die **ICD-10-SGBV Version 1.3**, Stand Juli 1999
- Im stationären Bereich die **ICD-10-SGB-V Version 2.0**, Stand November 2000. Sie war im Hinblick auf die Einführung des DRG-Systems angepasst worden.

August 2003 wurde die **ICD-10-GM 2004** veröffentlicht. Die Bezeichnung "German Modification" (GM) wurde in Anlehnung an die klinischen Modifikationen, die schon lange in den USA (ICD-9-CM) und in Australien (ICD-10-AM) eingesetzt werden, gewählt. Die Angabe 2004 steht für das erste Gültigkeitsjahr dieser Version. Die ICD-10-GM löst die beiden Versionen 1.3 und 2.0 der ICD-10-SGB-V ab. Mit der ICD-10-GM ist seit dem 1.1.2004 eine einheitliche Klassifikation sowohl für den stationären als auch den ambulanten Bereich im Einsatz. Die ICD-10-GM wird jährlich aktualisiert und Mitte August für das Folgejahr veröffentlicht.

Die Beispiele in diesem Buch beziehen sich auf die **ICD-10-GM 2012**.

## Einsatz der ICD

Traditionell wird die ICD (die WHO-Ausgabe) für die Kodierung der Todesursachen für amtliche **Todesursachenstatistiken** eingesetzt.

Die Nutzung der Klassifikation für **Morbiditätsstatistiken** nimmt seit Jahren weltweit beständig zu. Seit 1986 führen gesetzliche Krankenkassen und Ersatzkassen eine Krankheitsartenstatistik.

Nach der Bundespflegesatzverordnung (BPflV §17 Abs. 4 Satz 5), dem Krankenhausentgeltgesetz (KHEntgG §21), dem 5. Buch Sozialgesetzbuch (SGB V §295 und §301) und der Krankenhausstatistik-Verordnung (KHStatV) müssen Diagnosen zum Zwecke der **Abrechnung** oder für **Diagnosestatistiken** übermittelt werden. Deshalb werden bei der klinischen Basisdokumentation die Diagnosen nach der ICD verschlüsselt.

Geht es darum, die Krankenunterlagen von Patienten herauszusuchen, die eine bestimmte Erkrankung gehabt haben (**Fallretrieval**), so geht dies nur über eine Recherche nach den kodierten ICD-Kodes.

Für die Abrechnung im voll pauschalierenden System der Diagnosis Related Groups (**DRG-System**) werden für die Zuordnung eines Behandlungsfalles zu einer der Fallpauschalen (DRG) Haupt- und Nebendiagnosen als ICD-Kode benötigt. Eine korrekte Kodierung der Erkrankungen eines Patienten mit Hilfe der ICD-10-GM hat im DRG-System aus finanzieller Sicht enorm an Bedeutung zugenommen.

## Gedruckte und elektronische Ausgaben der ICD

Die ICD-10-GM ist bei verschiedenen Verlagen erschienen. Sie besteht aus zwei Bänden:

- Systematisches Verzeichnis und
- Alphabetisches Verzeichnis.

Für einige Ausgaben werden die Originaldaten vom DIMDI redaktionell überarbeitet, um sie nutzerfreundlicher zu gestalten wie z.B. die Ausgabe des Deutschen Ärzteverlages, die von Dr. Graubner bearbeitet wird.

Die aktuelle deutschsprachige WHO-Fassung der ICD-10 (Version 2011) wird nur in Form von PDF-Dateien zur Verfügung gestellt:

- Band I enthält das Systematische Verzeichnis,
- Band II das Regelwerk und
- Band III das Alphabetische Verzeichnis.

Für Entwickler von EDV-Systemen im Medizinischen Bereich und von Kodiersoftware können die Teile der ICD-10 als sequentielle Dateien in verschiedenen Formaten vom DIMDI (www.dimdi.de) verwendet werden. Dr. Bernd Graubner bietet diese Dateien inhaltlich überarbeitet mit z.B. verkürzten Bezeichnungen für die Verwendung in Statistiken an (Bernd.Graubner@mail.gwdg.de)

Das Medizincontrolling des Universitätsklinikums Freiburg veröffentlicht den so genannten DRG Info-Browser, ein "elektronisches Buch", das neben vielen anderen wichtigen Nachschlagewerken für das DRG-System auch die ICD-10-GM als PDF-Datei enthält, in der die Querverweise über Links nachvollzogen werden können. (www.uniklinik-freiburg.de/medco/live/DRGinfoBrowser.html)

## Spezialausgaben und nationale Modifikationen der ICD

In einigen Ländern gibt es speziell an den klinischen Sprachgebrauch und die klinischen Bedürfnisse adaptierte Versionen der WHO-ICD.

- In den USA hat sich seit längerem eine speziell an den klinischen Sprachgebrauch angepasste Erweiterung, die so genannte Clinical Modification (ICD-9-CM) bewährt. Im Sommer 2003 wurde die pre-release Version der ICD-10-CM veröffentlicht und getestet. Danach wurden zahlreiche Kommentare und Vorschläge aufgegriffen. Das Update 2010 der ICD-10-CM wird voraussichtlich 2013 zum Einsatz kommen. Bis dahin ist die ICD-9-CM zu verwenden (www.cdc.gov/nchs/icd/icd10cm.htm).
- In Australien ist die ICD-10-AM (Australian Modification) im Einsatz.
- In Deutschland wird zu Abrechnungszwecken die ICD-10-GM eingesetzt (siehe oben).

Neben den nationalen Adaptionen gibt es für verschiedene medizinische Fachbereiche eine Reihe von Spezialausgaben (z.B. ICD-O für die Onkologie). Ein komplettes Verzeichnis der ICD-Ausgaben und anderer krankheits- und gesundheitsrelevanter Klassifikationen (Stand Februar 1997) für die verschiedenen Fachbereiche finden Sie unter www.dimdi.de → Klassifikationen → Diagnosen → Verzeichnis ICD-Ausgaben.

## Hierarchische Struktur der ICD

Die ICD ist als **Monohierarchie** mit 5 hierarchischen Ebenen angelegt (Abb. 1). Die Krankheitsbezeichnungen sind in 22 große **Krankheitskapitel** (Abb. 2 [1]) gegliedert. Die Kapitel sind in **Krankheitsgruppen** (Abb. 2 [2]) unterteilt, und diese wiederum in **Krankheitskategorien** (mit 3-stelligen Kodes) (Abb. 2 [3]).

Krankheitskategorien mit einer 3-stelligen Notation haben weite Bezugsgrenzen und enthalten in der Regel viele, unter einem bestimmten übergeordneten Gesichtspunkt zusammengehörige Krankheitsbilder.

Die Systematik untergliedert die Kategorien weiter in **Subkategorien** (mit 4- und gelegentlich 5-stelligen Kodes) (Abb. 2 [4]). Sie enthalten eng gefasste Gruppierungen von nahe verwandten Krankheiten oder einzelne Krankheiten. Ein spezifisches Krankheitsbild hat dann einen eigenen Platz in der Klassifikation, wenn es besonders häufig oder bedeutsam ist.

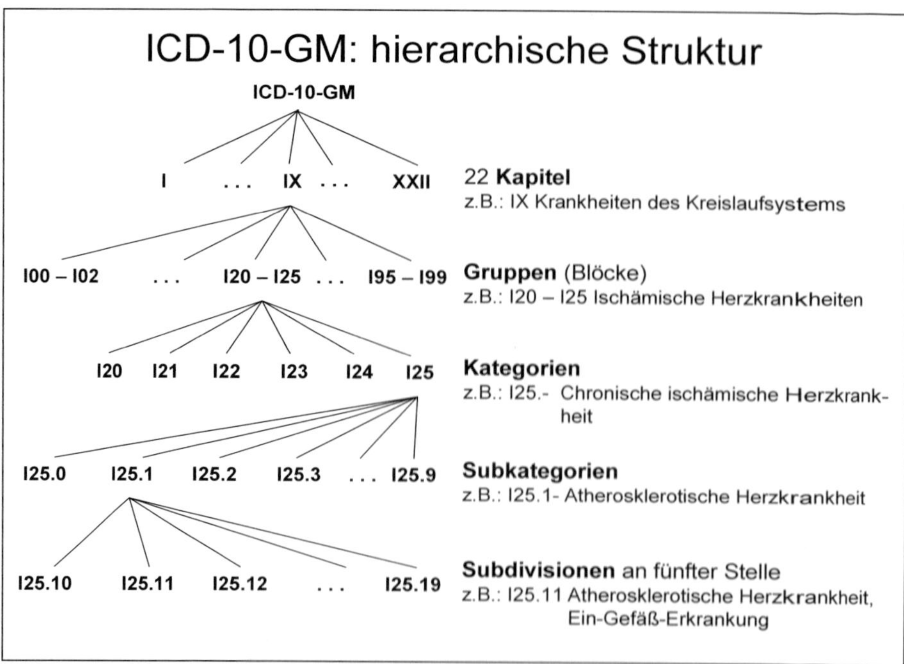


Abb. 1: hierarchische Struktur der ICD-10-GM, schematisch

Grundsätzlich ist endständig zu kodieren. Das heißt es ist immer ein Kode der niedrigsten hierarchischen Ebene (terminaler Kode) anzugeben.

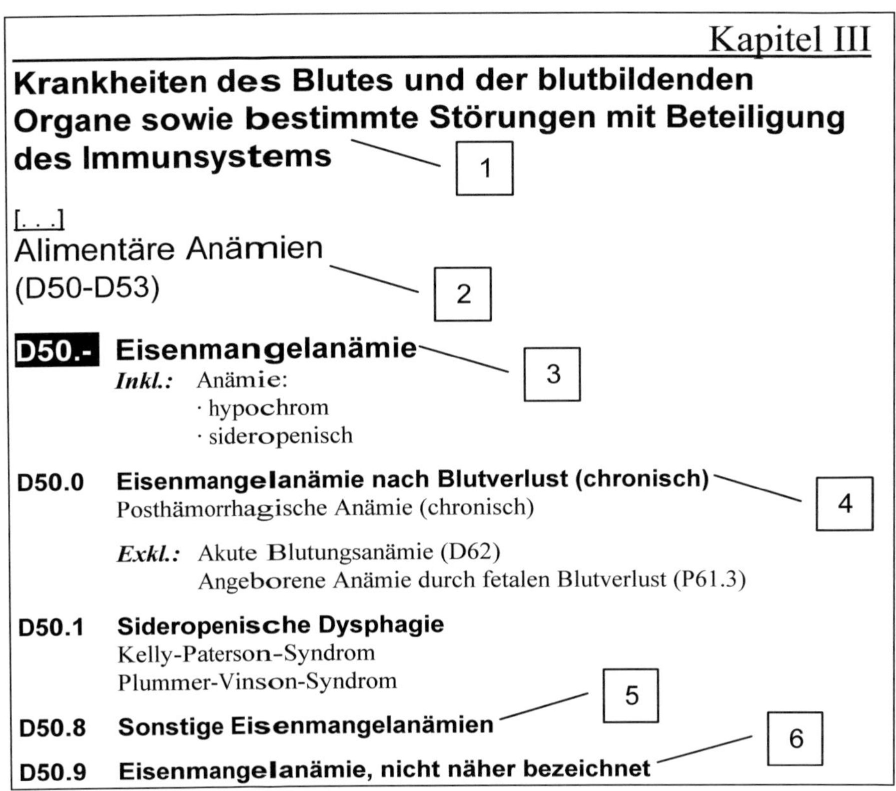

Kapitel III

**Krankheiten des Blutes und der blutbildenden Organe sowie bestimmte Störungen mit Beteiligung des Immunsystems**

[. . .]

Alimentäre Anämien
(D50-D53)

**D50.-** **Eisenmangelanämie**
*Inkl.:* Anämie:
· hypochrom
· sideropenisch

**D50.0** **Eisenmangelanämie nach Blutverlust (chronisch)**
Posthämorrhagische Anämie (chronisch)

*Exkl.:* Akute Blutungsanämie (D62)
Angeborene Anämie durch fetalen Blutverlust (P61.3)

**D50.1** **Sideropenische Dysphagie**
Kelly-Paterson-Syndrom
Plummer-Vinson-Syndrom

**D50.8** **Sonstige Eisenmangelanämien**

**D50.9** **Eisenmangelanämie, nicht näher bezeichnet**



Abb. 2: hierarchische Struktur der ICD-10-GM am Beispiel

Im Anschluss an die 22 Krankheitskapitel findet man die **M-Klassifikation**. Sie ist eine Zusatzklassifikation, die zur Kodierung der Morphologie der Neubildungen in Verbindung mit einem Kode aus Kapitel II "Neubildungen" angewandt werden kann. Die Morphologie-Kodes sind fünfstellig: die ersten vier Stellen kennzeichnen den histologischen Typ der Neubildung, die fünfte Stelle - nach einem Schrägstrich - bezeichnet den Malignitätsgrad.

Die Reihenfolge der Krankheitskapitel ist traditionell geprägt: den Allgemeinkrankheiten (Infektionen, Neubildungen) folgen die lokalisierten Organkrankheiten (Nervensystem, Auge, Ohr, Kreislaufsystem, usw.), dann die Verletzungen.

Die Reihenfolge der Dreisteller (Kategorien) ist innerhalb einer Krankheitsgruppe in der Regel derart, dass als erstes wichtige und häufige Krankheitszustände aufgeführt werden. Dann folgen weniger häufige und bedeutsame Krankheiten. Am Schluss werden die ungenau bezeichneten Gesundheitsstörungen aufgeführt.

Die Kriterien für die Reihenfolge (wichtig / häufig bis selten) können je nach Krankheitskapitel oder Krankheitsgruppe unterschiedlichen Aspekten (**Bezugsachsen**) unterliegen:

- Lokalisation
- Infektionserreger
- zugrunde liegende Ursache
- Aktualität einer Krankheit

Die verfeinerte Untergliederung in die vierstelligen Subkategorien erfolgt in bis zu 10 Untergruppen mit einer der Notationen 0-9, welche einem Punkt folgt. Mit den Untergliederungen an der vierten Stelle werden topographische, ätiologische, morphologische oder nosologische Varianten der Krankheit differenziert. Auch hier werden in der Regel zuerst bedeutende und häufige Krankheiten oder Krankheitsgruppen aufgeführt, dann weniger wichtige und am Schluss die sonstigen Krankheiten, die selten oder ungenau bezeichnet sind. Ergänzend hierzu gibt es eine (leider nicht ganz konsequent eingehaltene) einheitliche Notation für "sonstige" (.8) und "nicht näher bezeichnete (n.n.bez.)" (.9) Krankheitszustände (Abb. 2 [5, 6]). Im Kapitel II "Neubildungen" gilt bei .8 allerdings eine Sonderregelung, dort wird die Notation für Tumore, die mehrere Teilbereiche überlappen, verwendet.

Die Resteklasse „Sonstige" (letzte Stelle .8) ist dann bei der Kodierung zu verwenden, wenn eine genau beschriebene und spezifizierte Krankheit vorliegt, für die es aber in der ICD-10-GM keine eigene Klasse gibt. Häufig sind in den Hinweisen zur Resteklasse beispielhaft genau beschriebene Krankheiten aufgeführt. Diese Auflistungen erheben jedoch keinen Anspruch auf Vollständigkeit.

Beispiel: Eine Meningealblutung ist mit I60.8 "Sonstige Subarachnoidalblutung" zu kodieren.

Die Resteklasse „nicht näher bezeichnet" (letzte Stelle .9) ist dann zu verwenden, wenn eine Krankheit nicht genau beschrieben ist. Generell ist immer möglichst spezifisch zu kodieren. Das heißt, dass eine Klasse "nicht näher bezeichnet" (.9) zu vermeiden ist, wenn Detailinformationen zur Krankheit vorliegen.

Beispiel: I60.9 "Subarachnoidalblutung, nicht näher bezeichnet" gibt man nur an, wenn keinerlei Informationen über betroffene Arterien vorliegen.

Nicht jede Krankheitskategorie hat Subkategorien (z.B. A90 "Dengue-Fieber").

## Umgang mit der Systematik

Von Krankheitskapitelebene bis hin zur Kategorienebene kann es **Inklusiv-Hinweise** (Abb. 3 [1]) geben. Sie enthalten Definitionen und spezifische Bezeichnungen. Auf Subkategorienebene werden die **Einschlussbezeichnungen** (Abb. 3 [2]) im Allgemeinen ohne das Kürzel "Inkl.:" aufgeführt. Es handelt sich um Eigennamen einer Erkrankung, andere gebräuchliche Krankheitsbezeichnungen (Synonyme), Sonderformen, Komplikationen oder verwandte Krankheitszustände, die zum Klasseninhalt gehören. Achtung, es werden nicht alle im klinischen Alltag verwendeten Bezeichnungen und Synonyme aufgeführt.

Häufig sind auch **Exklusiv-Hinweise** oder **Ausschlussbezeichnungen** (Abb. 3 [3]) angegeben. Hierbei handelt es sich um Krankheiten, deren richtiger Platz an einer anderen Stelle in der Klassifikation ist. Der jeweils für sie zutreffende ICD-Kode ist in Klammern angegeben.

Durch die Einschluss- und Ausschlussbezeichnungen werden die Klassifikationsgrundsätze – Ausschließlichkeit der Klasseninhalte und Festlegung der Klassengrenzen – gewahrt und verdeutlicht.

**Verwendungshinweise** zeigen an, dass eine Krankheit oder ein Zustand durch Ergänzung mit einem zusätzlichen ICD-Kode besser beschrieben werden kann, oder sie erklären den entsprechenden Kode näher (Abb. 3 [4]).

| | |
|---|---|
| **D50.-** | **Eisenmangelanämie** |
| | *Inkl.:* Anämie:<br>· hypochrom — 1<br>· sideropenisch |
| **D50.0** | **Eisenmangelanämie nach Blutverlust (chronisch)** |
| | Posthämorrhagische Anämie (chronisch) |
| | *Exkl.:* Akute Blutungsanämie (D62) — 3<br>Angeborene Anämie durch fetalen Blutverlust (P61.3) |
| **D50.1** | **Sideropenische Dysphagie** |
| | Kelly-Paterson-Syndrom — 2<br>Plummer-Vinson-Syndrom |
| **D50.8** | **Sonstige Eisenmangelanämien** |
| **D50.9** | **Eisenmangelanämie, nicht näher bezeichnet** |

| | |
|---|---|
| **D59.-** | **Erworbene hämolytische Anämien** — 4 |
| **D59.0** | **Arzneimittelinduzierte autoimmunhämolytische Anämie** |
| | Soll die Substanz angegeben werden, ist eine zusätzliche Schlüsselnummer (Kapitel XX) zu benutzen. |

| | |
|---|---|
| **G11.1** | **Früh beginnende zerebellare Ataxie** |
| | *Hinw.:* Beginn gewöhnlich vor dem 20. Lebensjahr — 4 |

| | |
|---|---|
| **I08.-** | **Krankheiten mehrerer Herzklappen** |
| | *Inkl.:* Als rheumatisch bezeichnet — 1<br>Ursache nicht näher bezeichnet |
| | *Exkl.:* Endokarditis, Herzklappe nicht näher bezeichnet (I38) — 3<br>Erkrankungen mehrerer Herzklappen nichtrheumatischer Ursache (I34-I38 , Q22-Q23 , Q24.8)<br>Rheumatische Krankheiten des Endokards, Herzklappe nicht näher bezeichnet (I09.1) |

Abb. 3: Inklusiva, Exklusiva und Verwendungshinweise

In der Systematik werden Zeichen und Abkürzungen verwendet, die der Erläuterung bedürfen:

[...] Einschluss von Synonymen, anderen Schreibweisen und erläuternden Ausdrücken (Abb. 4 [1]).

(...) Einschluss zusätzlicher Wörter, die der angegebenen Diagnose beigegeben sein können oder fehlen können, um den ICD-Kode anwenden zu dürfen. (Abb. 4 [2]).

: Wörter, hinter denen ein Doppelpunkt steht, sind an sich keine vollständigen Bezeichnungen und müssen den einen oder anderen der unter der Diagnose stehenden näheren Zusatz haben, um den betreffenden Kode zuordnen zu können (Abb. 5 [1]).

| Der senkrechte Strich (Abb. 6 [1]) wird bei Aufzählungen von Inklusiva und Exklusiva verwendet, wenn weder das vorangegangene noch das folgende Wort für sich alleine eine vollstän-

dige Bezeichnung darstellen. Jede vor dem senkrechten Strich stehende Bezeichnung muss von einer oder mehreren der dahinter stehenden Bezeichnungen begleitet sein.

o.n.A. bedeutet "ohne nähere Angaben" und ist praktisch gleichbedeutend mit n.n.bez. bzw. ungenau bezeichnet. Diese Abkürzung weist darauf hin, dass dieser Kode nur bei einer nicht spezifizierten Diagnose angewendet werden darf.

n.n.bez. bedeutet "nicht näher bezeichnet".

a.n.k. bedeutet "anderenorts nicht klassifiziert".
Werden in einer 3-stelligen Kategorienbezeichnung diese Worte benutzt, so dienen sie als eine Art Warnung: Bestimmte näher bezeichnete Varianten der aufgeführten Krankheitszustände sind möglicherweise anderen Teilen der Klassifikation zugeordnet.

"und" kann sowohl "und" als auch "oder" bedeuten.

\- Ist die 4. oder 5. Stelle des Kodes durch einen Strich ersetzt, soll darauf aufmerksam gemacht werden, dass eine 4. bzw. 5. Stelle existiert (Abb. 7a [1]).

"mit" in der Bezeichnung einer Klasse weist darauf hin, dass beide krankhaften Zustände vorliegen müssen, um den entsprechenden ICD-Kode (**Kombinationskode**) anwenden zu dürfen.
Bsp.: B06.0 Röteln <u>mit</u> neurologischen Komplikationen
Bsp.: I11.00 Hypertensive Herzkrankheit <u>mit</u> Herzinsuffizienz ...

**D60.-** **Erworbene isolierte aplastische Anämie [Erythroblastopenie] [pure red cell aplasia]** 1
*Inkl.:* Isolierte aplastische Anämie (erworben) (beim Erwachsenen) (bei Thymom) 2
**D60.0** **Chronische erworbene isolierte aplastische Anämie**
**D60.1** **Transitorische erworbene isolierte aplastische Anämie**
**D60.8** **Sonstige erworbene isolierte aplastische Anämien**
**D60.9** **Erworbene isolierte aplastische Anämie, nicht näher bezeichnet**

Abb. 4: [ ] und ( )

**E74.4** **Störungen des Pyruvatstoffwechsels und der Glukoneogenese**
Mangel an: 1
- Phosphoenolpyruvat-Carboxykinase
- Pyruvatcarboxylase
- Pyruvatdehydrogenase

Abb. 5: Wörter mit Doppelpunkt

**I65.-** **Verschluss und Stenose präzerebraler Arterien ohne resultierenden Hirninfarkt**

*Inkl.:* Embolie
Obstruktion (komplett) (partiell)
Stenose
Thrombose

| A. basilaris, A. carotis oder A. vertebralis, ohne resultierenden Hirninfarkt

1

Abb. 6: Senkrechter Strich

**C93.-** **Monozytenleukämie**

**Inkl.:** Monozytoide Leukämie
Benutze eine zusätzliche Schlüsselnummer (C95.8), um das Vorliegen einer Leukämie anzugeben, die auf Standard-Induktionstherapie refraktär ist.
Die folgenden fünften Stellen sind bei der Kategorie C93 zu benutzen:
0 Ohne Angabe einer kompletten Remission
Ohne Angabe einer Remission
In partieller Remission
1 In kompletter Remission

1

**C93.0- Akute Monoblasten/Monozytenleukämie**
AML M5
AML M5a
AML M5b

**C93.1- Chronische myelomonozytäre Leukämie**
Chronische monozytäre Leukämie
CMML-1
CMML-2
CMML mit Eosinophilie

**C93.3- Juvenile myelomonozytäre Leukämie**

**C93.7- Sonstige Monozytenleukämie**

**C93.9- Monozytenleukämie, nicht näher bezeichnet**

**M02.-** **Reaktive Arthritiden**

[Schlüsselnummer der Lokalisation siehe am Kapitelanfang]
*Exkl.:* Behçet-Krankheit (M35.2)
Rheumatisches Fieber (I00)

1

**M02.0- Arthritis nach intestinalem Bypass**
[0-9]

Abb. 7a: Hinweis auf weitere Unterteilung (DIMDI Originalausgabe)

| | |
|---|---|
| **M01.–*** | **Direkte Gelenkinfektionen bei anderenorts klassifizierten infektiösen und parasitären Krankheiten** |
| | *Exkl.:* Arthritis bei Sarkoidose (M14.8*)<br>Postinfektiöse und reaktive Arthritis (M03.–*) |
| | **Die Lokalisation ist bei den mit # markierten Kodes in der 5. Stelle nach folgender Liste zu kodieren:** |

| | | |
|---|---|---|
| 0 *Mehrere Lokalisationen*<br>1 *Schulterregion*<br>Klavikula, Skapula, Akromioklavikulargelenk, Schultergelenk, Sternoklavikulargelenk<br>2 *Oberarm*<br>Humerus, Ellenbogengelenk<br>3 *Unterarm*<br>Radius, Ulna, Handgelenk | 4 *Hand*<br>Finger, Handwurzel, Mittelhand, Gelenke zwischen diesen Knochen<br>5 *Beckenregion und Oberschenkel*<br>Becken, Femur, Gesäß, Hüfte [Hüftgelenk], Iliosakralgelenk<br>6 *Unterschenkel*<br>Fibula, Tibio, Kniegelenk | 7 *Knöchel und Fuß*<br>Fußwurzel, Mittelfuß, Zehen, Sprunggelenk, sonstige Fußgelenke<br>8 *Sonstige Lokalisationen*<br>Hals, Kopf, Rippen, Rumpf, Schädel, Wirbelsäule<br>9 *N.n.bez. Lokalisationen* |

| | |
|---|---|
| ***# M01.0-**** | ***Arthritis durch Meningokokken*** *(A39.8†)*<br>*Exkl.:* Arthritis nach Meningokokkeninfektion (M03.0-*) |

Abb. 7b: Hinweis auf weitere Unterteilung (Ausgabe des Deutschen Ärzteverlags)

## ICD-Übung: Theoretische Fragen zur Systematik

1. Welche systematische Ordnung liegt der ICD zugrunde?
2. Auf der nächsten Seite sehen Sie einen Auszug aus der ICD-10-GM.
   - Wie nennt man die mit [1] bis [3] gekennzeichneten hierarchischen Ebenen der ICD-10 üblicherweise?
   - Erläutern Sie, wie [4] zu interpretieren ist.
   - Erläutern Sie den Eintrag [5] etwas ausführlicher, vor allem die Kodeangabe in Klammern.
3. Wann darf der Kode I21.9 angegeben werden? Anders gefragt: Wann darf er nicht angegeben werden?

## Hypertonie [Hochdruckkrankheit] (I10-I15) — 1

*Exkl.:* Als Komplikation bei Schwangerschaft, Geburt oder Wochenbett (O10-O11, O13-O16)
Hypertonie beim Neugeborenen (P29.2)
Mit Beteiligung der Koronargefäße (I20-I25)
Pulmonale Hypertonie (I27.0)

Die folgenden fünften Stellen sind bei den Kategorien I10-I15 zu benutzen, um das Vorliegen einer hypertensiven Krise anzuzeigen:

**0 Ohne Angabe einer hypertensiven Krise**

**1 Mit Angabe einer hypertensiven Krise**

### I10.- Essentielle (primäre) Hypertonie

*Inkl.:* Bluthochdruck
Hypertonie (arteriell) (essentiell) (primär) (systemisch)

**Exkl.:** Mit Beteiligung von Gefäßen des:
· Auges (H35.0)
· Gehirns (I60-I69)

4

**I10.0- Benigne essentielle Hypertonie**

**I10.1- Maligne essentielle Hypertonie**

**I10.9- Essentielle Hypertonie, nicht näher bezeichnet**

### I11.- Hypertensive Herzkrankheit — 2

*Hinw.:* Benutze, sofern zutreffend, zunächst Schlüsselnummern aus I50.- oder I51.4-I51.9, um die Art der Herzkrankheit anzugeben.

**I11.0- Hypertensive Herzkrankheit mit (kongestiver) Herzinsuffizienz** — 3
Hypertensives Herzversagen

**I11.9- Hypertensive Herzkrankheit ohne (kongestive) Herzinsuffizienz**
Hypertensive Herzkrankheit o.n.A.

### I12.- Hypertensive Nierenkrankheit

*Hinw.:* Benutze, sofern zutreffend, zunächst Schlüsselnummern aus N00-N07, N18.-, N19 oder N26, um die Art der Nierenkrankheit anzugeben.

*Inkl.:* Arteriosklerose der Niere
Arteriosklerotische Nephritis (chronisch) (interstitiell)
Hypertensive Nephropathie
Nephrosklerose [Nephro-Angiosklerose]

*Exkl.:* Sekundäre Hypertonie (I15.-) — 5

## Lösung: Theoretische Fragen zur Systematik

1. (Mono)Hierarchie

2. [1] Krankheitsgruppe
   [2] Kategorie
   [3] Subkategorie

   [4] Es werden Krankheitsbezeichnungen aufgeführt, bei denen ein Kode aus I10.- angegeben werden darf. Liegt z.B. die Information "arterielle Hypertonie" vor, darf ein Kode aus I10.- angegeben werden. Auch wenn nur die Information "Hypertonie" vorliegt, darf ein Kode aus I10.- angegeben werden.

   [5] Es handelt sich um den Hinweis, dass eine sekundäre Hypertonie nicht mit einem Kode aus I12.- kodiert werden darf. Stattdessen ist einer der Kodes aus I15.- anzugeben. ".-" weist darauf hin, dass I15 noch weiter unterteilt ist.

3. Der Kode I21.9 "Akuter Myokardinfarkt, n.n.bez." darf nur dann angegeben werden, wenn keine Detailinformationen über die Form des Myokardinfarkts vorliegt. Sobald z.B. die Detailinformation "transmuraler Hinterwandinfarkt" vorliegt, ist der spezifischere Kode (I21.1) anzugeben.

## ICD-Übung: Umgang mit der Systematik

Zu Inklusiva:

1. Ist eine Thrombose der Arteria carotis mit I65.2 „Verschluss und Stenose der A. carotis“ korrekt kodiert?
2. Ist ein Abszess der Kieferhöhle mit J01.0 „Akute Sinusitis maxillaris“ korrekt kodiert?

Zu Exklusiva:

3. Ist eine Sinusitis mit J01.9 „Akute Sinusitis, nicht näher bezeichnet“ korrekt kodiert?
4. Ist eine akute obstruktive Laryngitis mit J04.0 „Akute Laryngitis“ korrekt kodiert?
5. Welches ist der richtige Kode für eine Trommelfellperforation nach einem Unfall: Ein Kode aus H72.- „Trommelfellperforation“ oder S09.2 „Traumatische Trommelfellruptur“?

Zu Hinweis:

6. Ist bei Abstoßung eines Nierentransplantates das Nierenversagen mit einem ICD-Kode aus N18.- "Chronische Nierenkrankheit" zusätzlich zu T86.10 "Akute Funktionsverschlechterung eines Nierentransplantates" zu kodieren?

„und“:

7. Darf ein Polyp der Stimmlippe mit J38.1 „Polyp der Stimmlippen und des Kehlkopfes“ kodiert werden?
8. Darf ein akutes Magenulkus mit Blutung und ohne Perforation mit K25.2 „Ulcus ventriculi, akut, mit Blutung und Perforation“ kodiert werden?

Zu .-:

9. Darf ein gut eingestellter Diabetes mellitus vom Typ II ohne Komplikationen mit E11.9 kodiert werden?
10. Darf Lebensmittelvergiftung durch Bacillus cereus mit A04.8 „Sonstige näher bezeichnete bakterielle Darminfektion“ kodiert werden?

Zu .8 und .9:

11. Darf ein intermittierender Strabismus concomitans mit H50.4 „Sonstiger und nicht näher bezeichneter Strabismus concomitans“ kodiert werden?

12. Darf eine disseminierte Chorioretinitis mit H30.9 „Chorioretinitis, nicht näher bezeichnet“ kodiert werden?
13. Mit welchem Kode aus K35.- ist eine akute Appendizitis ohne jede Komplikation wie z.B. Peritonitis oder Perforation zu kodieren?

Zu „anderenorts nicht klassifiziert“:

14. Womit ist eine Blutung nach Kataraktextraktion zu kodieren, mit H59.8 oder mit T81.0?
15. Womit wird eine angeborene Taubheit kodiert, mit H91.3 oder H90.5?
16. Womit wird ein Hämoperikard nach akutem Myokardinfarkt kodiert, mit I31.2 oder I23.0?

Orientierung in der Systematik:

17. Eine Frau hat im Krankenhaus einen gesunden Jungen geboren. Der Fall der Mutter soll kodiert werden. Bei der Mutter muss auch das Neugeborene als „Ergebnis der Geburt“ kodiert werden. Welcher ICD-Kode ist zu verwenden, Z37.0 oder Z38.0?
18. Eine Frau wird wegen Komplikationen nach einer Hausgeburt aufgenommen. Mit ihr wird das gesunde Neugeborene aufgenommen, das im Krankenhaus als ein eigenständiger Fall geführt wird. Was ist bei dem Kind zu kodieren, Z37.0 oder Z38.1?
19. Eine Schwangere wird wegen intrauterinem Fruchttod aufgenommen. Ist P95 „Fetaltod nicht näher bezeichneter Ursache“ der richtige Kode?
20. In welchen der nachfolgenden Fälle darf ein Kode aus Q90.- "Down-Syndrom" kodiert werden?
    a) Eine Schwangere wird aufgenommen, da beim Feten Trisomie 21 festgestellt wurde.
    b) Ein Kind mit Trisomie 21 wird in der Kinderklinik aufgenommen.
    c) Eine Schwangere mit Down-Syndrom wird aufgenommen.
21. Für Hyperaktivität finde ich mit der Kodierhilfe zwei Kodes: F90.9 und R46.3. Liegt hier ein Fehler der ICD vor, dass es zwei Klassen für eine Krankheit gibt, oder besteht ein Unterschied?
22. Mit welchem Kode aus M80.- wird eine pathologische Fraktur der Wirbelsäule wegen Osteoporose kodiert?
23. Für Subarachnoidalblutung (SAB) gibt es unter anderen die Kodes I60.- "Subarachnoidalblutung"

S06.6 "Traumatische subarachnoidale Blutung"
Welchen Kode wendet man wann an?

## Lösung: Umgang mit der Systematik

1. Ja, siehe Inklusiva bei I65.-
2. Ja, siehe Inklusiva bei J01.- und J01.0
3. Nein, da Information „akut“ fehlt. Siehe Exklusiva bei J01.-. Korrekt: J32.9 „Chronische Sinusitis, nicht näher bezeichnet“ inklusive „Sinusitis (chronisch) o.n.A.“
4. Nein, siehe Exklusiva bei J04.-. Der korrekte Kode lautet J05.0.
5. S09.2 „Traumatische Trommelfellruptur“
6. Nein, im Hinweis zu T86.- "Versagen und Abstoßung von transplantierten Organen und Geweben" steht, dass das Versagen der abgestoßenen Organe (z.B. ein akutes Nierenversagen bei Abstoßung eines Nierentransplantates) im Kode enthalten ist und deshalb nicht gesondert zu kodieren ist.
7. Ja, „und“ ist hier im Sinne von „oder“ verwendet
8. Nein, hier ist „und“ im Sinne von „sowohl als auch“ verwendet. Zu erkennen an den beiden Kodes K25.0 und K25.1.
   Korrekte Kodierung: K25.0
9. Nein, es fehlt die 5. Stelle. Korrekte Kodierung: E11.90
10. Nein, der Exklusivhinweis bei A04.- weist auf A05.- hin. Dort schlägt man den korrekten 4-Steller nach: A05.4
11. Nein, da nähere Angabe „intermittierend“ vorliegt.
    Korrekte Kodierung: H50.3
12. Nein, da nähere Angabe „disseminiert“ vorliegt. Korrekte Kodierung: H30.1
13. K35.8 "Akute Appendizitis, nicht näher bezeichnet"
14. Falsch: H59.8 „Sonstige Affektionen des Auges und der Augenanhangsgebilde nach medizinischen Maßnahmen“ unterhalb „Affektionen des Auges ..., anderenorts nicht klassifiziert“
    Korrekt: T81.0 „Blutung und Hämatom als Komplikation eines Eingriffs, anderenorts nicht klassifiziert, inkl. Blutung an jeder Lokalisation als Folge eines Eingriffs“
15. Falsch: H91.3 „Taubstummheit anderenorts nicht klassifiziert“
    Korrekt: H90.5 „Hörverlust durch Schallempfindungsstörung, n.n.bez., inkl. Angeborene Schwerhörigkeit oder Taubheit o.n.A.“

16. Falsch: I31.2 „Hämoperikard, anderenorts nicht klassifiziert"
Korrekt: I23.0 „Hämoperikard als akute Komplikation nach akutem Myokardinfarkt"

17. Z37.0

18. Z38.1

19. Nein, bei der Schwangeren darf nie ein ICD-Kode angegeben werden, der mit P beginnt. P-Kodes sind für die Kodierung krankhafter Zustände beim Neugeborenen vorgesehen (Siehe Kapiteleinteilung).
Handelt es sich um einen verhaltenen Abort (missed abortion), bei dem die Fruchtanlage abgestorben ist, aber nicht aus der Gebärmutter ausgestoßen wurde, ist O02.1 "Missed abortion" zu kodieren. Ansonsten steht z.B. der korrekte O36.4 "Betreuung der Mutter wegen intrauterinen Fruchttodes" zur Verfügung.

20. Bei a) muss O35.1 "Betreuung der Mutter bei (Verdacht auf) Chromosomenanomalie beim Feten" angegeben werden.
Bei b) und c) darf Q90.9 kodiert werden.

21. Es besteht ein Unterschied zwischen R46.3 und F90.9. R46.3 "Hyperaktivität" gehört zur Kategorie "Symptome, die das äußere Erscheinungsbild und das Verhalten betreffen". Mit R46.3 wird also ein Symptom kodiert, das unterschiedliche Ursachen haben kann, eine Verhaltensstörung oder z.B. eine Stoffwechselerkrankung. Wird tatsächlich eine Verhaltensstörung diagnostiziert, muss anstelle des Symptoms F90.9 "Hyperkinetische Störung" kodiert werden.
Merke: R-Kodes werden bei Symptomen verwendet. Kann die zugrunde liegende Erkrankung diagnostiziert werden, ist diese mit einem anderen Kode anzugeben.

22. M80.98 "Nicht näher bezeichnete Osteoporose mit pathologischer Fraktur, sonstige (inkl. Wirbelsäule)"
Achtung bei den meisten ICD-Ausgaben: Für die Kodierung der 5. Stelle ist nicht die Liste der Gruppe M40-M54, sondern die Liste ganz zu Beginn des Kapitels, also oberhalb der Gruppe M00-M25, zu verwenden.

23. Mit S06.6 wird die traumatische SAB kodiert, d.h. eine SAB im Rahmen einer Verletzung durch Einwirkung von außen. Ein Kode aus I60.- darf nur bei nicht traumatischer SAB angewendet werden.
Merke: S-Kodes werden bei Verletzungen verwendet.

## Alphabetisches Verzeichnis der ICD

Das Alphabetische Verzeichnis zur Systematik ist ein Hilfsmittel für die Kodierung. Im Alphabetischen Verzeichnis werden die Krankheitsbezeichnungen strukturiert alphabetisiert und sind mit dem Kode der zuzuordnenden Klasse versehen. Da im Alphabetischen Verzeichnis nicht alle Angaben zu Einschluss, Ausschluss und Verweisen gemacht werden, ist die Verschlüsselung im systematischen Teil zu überprüfen!

Seit der ICD-10-GM 2005 stellt der ICD-10-GM-Diagnosenthesaurus (siehe unten) das amtliche Alphabetische Verzeichnis zur ICD-10-GM dar.

## Diagnosenthesaurus zur ICD

Im Alphabetischen Verzeichnis der ICD-10 wurden bis zur WHO-Fassung Version 1.3 nur die Bezeichnungen wie in der Systematik benannt aufgeführt. Da diese Bezeichnungen nicht immer dem klinischen Sprachgebrauch entsprachen, wurde in Ergänzung zur offiziellen ICD-10-SGB-V vom Zentralinstitut für die kassenärztliche Versorgung in der Bundesrepublik Deutschland (ZI) der Diagnosenthesaurus als erweitertes alphabetisches Verzeichnis erarbeitet. Der Diagnosenthesaurus enthielt viele Bezeichnungen aus dem klinischen Sprachgebrauch.

Der ICD-10-Diagnosenthesaurus 3.1 (November 2000) wurde zur ICD-10-SGB-V Version 1.3 erstellt. Für die ICD-10-SGB-V Version 2.0 war der ICD-10-Diagnosenthesaurus 4.0 gültig.

Zur ICD-10-GM 2004 wurde der ICD-10-Diagnosenthesaurus, Version 2004 erstellt. Er enthielt nicht nur (die entsprechend angepassten) Einträge aus den vorherigen Diagnosenthesauri, sondern auch einen Großteil des alphabetischen Verzeichnisses der WHO-Ausgabe. Außerdem wurde er um zahlreiche klinische Bezeichnungen erweitert. Die Version 2005 wurde in dieser Hinsicht weitergeführt. Mit der Version 2006 wurde die Integration von Diagnosenthesaurus und WHO-Alphabet abgeschlossen. Seit der Version 2005 stellt der Diagnosenthesaurus das amtliche Alphabetische Verzeichnis zur ICD-10-GM dar.

Das Arbeiten mit dem Alphabetischen Verzeichnis bzw. mit den EDV-gestützten Kodiertools, die auf das Alphabetische Verzeichnis zurückgreifen, hat in der Vergangenheit gezeigt, dass eine intensive Pflege des Alphabetischen Verzeichnisses von großer Wichtigkeit für eine korrekte Diagnosenkodierung ist. Das DIMDI ist deshalb für Fehlerkorrekturen und Vorschläge für neue Einträge sehr dankbar. Hier sind vor allem die Erfahrungen von Kodierern aus der Praxis gefragt.

## Handhabung des Alphabetischen Verzeichnisses

Um Wiederholungen zu vermeiden, ist das Alphabetische Verzeichnis nach **Leitbegriffen** (Abb. 8 [1]) aufgebaut, die an der äußersten linken Seite beginnen. Gewöhnlich ist der Leitbegriff die Bezeichnung einer Krankheit oder eines pathologischen Zustandes. Die darunter eingerückten Bezeichnungen (**Modifizierer**) (Abb. 8 [2]) beziehen sich auf unterschiedliche Arten dieses Zustandes, auf betroffene anatomische Lokalisationen usw. Eine vollständige Bezeichnung kann daher mehrere Zeilen umfassen. Beim Kodieren sollte daher zunächst die Krankheit oder der Zustand als Leitbegriff nachgeschlagen werden.

Beispiel: kavernöses Hämangiom der Netzhaut:
Hämangiom → Netzhaut → kavernös

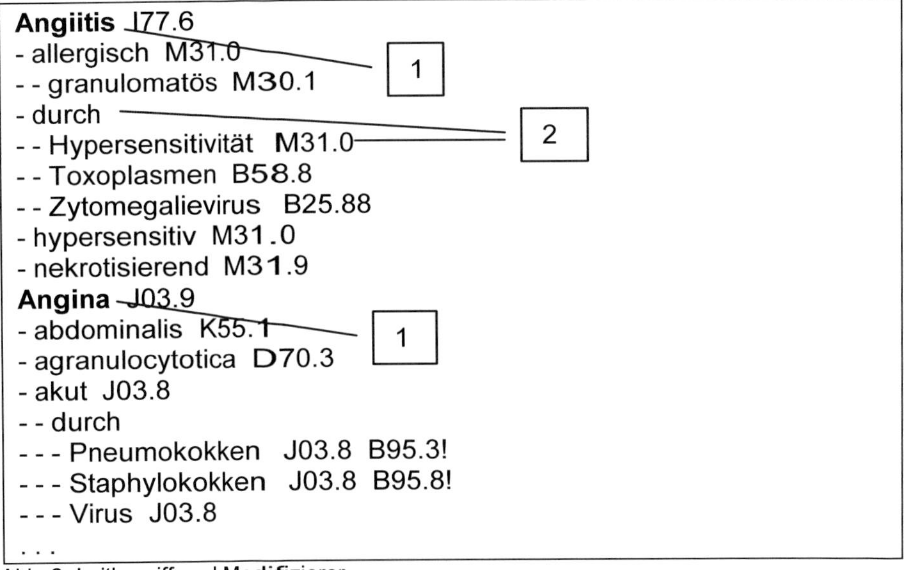


Abb. 8: Leitbegriff und Modifizierer

Mit dem Verweis s.a. (siehe auch) (Abb. 9 [1]) wird von einem Leitbegriff auf einen anderen Leitbegriff verwiesen, bei dem weitere Modifizierer angegeben sind. Leider werden diese Querverweise nicht konsequent eingehalten (Abb. 9 [2]).

| **Adhäsion** - s.a. Verwachsung K66.0 | **Verwachsung** |
|---|---|
| - Abdomen K66.0 | - abdominal K66.0 |
| - abnorm, bei | - Appendix K66.0 |
| - - Anomalie, Darm Q43.3 | - Bauchraum K66.0 |
| - - Lageanomalie, Darm, kongenital Q43.3 | - Becken, weiblich N73.6 |
| - alt, postpartal, Vulva N90.8 | - bei |
| - Amnion | - - Peritonitis, Becken, chronisch, bei der Frau N73.6 |
| - - mit Fetus Q41.8 | - - Pleuritis R09.1 |
| - - postinfektiös, mit Schädigung, Fetus/Neugeborenes P02.8 | - Darm K66.0 |
| - Appendix K66.0 | - - mit Verschluss K56.5 |
| - Augapfel H44.8 | - Dünndarm K66.0 |
| - Augenlid H02.5 | - Eingeweide K66.0 |
| - Augenmuskel H50.6 | - Endokard I38 |
| - Bauchwand K66.0 | - Epikard I31.0 |
| - Becken K66.0 | - Gallenblasengang K82.8 |
| - - postinfektiös | - Harnblase N32.8 |
| - - - bei der Frau N73.6 | - Herzbeutel, chronisch, rheumatisch I09.2 |
| - - - beim Mann K66.0 | - intestinal K66.0 |
| - - - postpartal N73.6 | - Lid H02.5 |
| - - tuberkulös A18.1† N74.1* | - Meningen G96.1 |
| . . . | . . . |
| 1 | 2 |

Abb. 9: siehe auch Verweis

Wird unter der deutschen Bezeichnung nichts gefunden (kommt im Alphabetischen Verzeichnis selten vor), ist der medizinische Fachausdruck zu verwenden.

Beispiele: Fehlbildung → Anomalie Geschwür → Ulkus
Knochenbruch → Fraktur Krankheit → Morbus oder -pathie

Werden mit „C“ geschriebene Bezeichnungen nicht gefunden, ist unter „K“ oder „Z“ nachzuschlagen.

Beim Aufsuchen von ICD-Kodes mit Hilfe des Alphabetischen Verzeichnisses ist zu beachten, dass viele Krankheitsbezeichnungen im Alphabetischen Verzeichnis ungenau sind, so dass der ICD-Kode, der angezeigt wird, häufig auf eine unspezifische Klasse "nicht näher bezeichnet" hinweist. In einem solchen Fall sollte anhand der Systematik unbedingt geprüft werden, ob es einen spezifischen Kode gibt.

Beispiel: Alphabetisches Verzeichnis:
Arteriosklerose, Koronararterie I25.19
Systematik:
I25.19 „Atherosklerotische Herzkrankheit n.n.bez."
Die fünfte Stelle erlaubt jedoch eine Differenzierung nach Ein-, Zwei- oder Drei-Gefäß-Erkrankung.

Beispiel:
Sucht man nach dem Stichwort PAVK (periphere arterielle Verschlusskrankheit), findet man folgenden Eintrag:
PAVK - s.a. Periphere arterielle Verschlusskrankheit I73.9
Schaut man dann unter dem Stichwort Verschlusskrankheit nach, findet man zusätzlich z.B. auch noch den Eintrag Verschlusskrankheit, arteriell, Bein I70.20.
Ein guter Kodierer vergewissert sich in der Systematik über diesen Kode und findet unter I70.2- "Atherosklerose der Extremitätenarterien" mit der Möglichkeit die verschiedenen Stadien einer PAVK zu kodieren.

## ICD-Übung: Alphabetisches Verzeichnis

Finden Sie im Alphabetischen Verzeichnis die Einträge für nachfolgende Diagnosen. Zur Übung versuchen Sie über verschiedene Stichwörter fündig zu werden. Überprüfen Sie den gefundenen ICD-Kode vorsichtshalber in der Systematik.

1. arzneimittelinduzierte Folsäuremangelanämie
2. lumbaler Bandscheibenvorfall
3. chronische Ischämie des Kolons
4. angeborene Fehlbildung der Mitralklappe
5. Fettleibigkeit durch erhöhte Nahrungsaufnahme (BMI: 32)
6. akute Stirnhöhlenentzündung
7. periphere Polyneuropathie bei Alkoholabusus
8. Akuter Myokardinfarkt, im EKG als Vorderwandinfarkt bestätigt

## Lösung: Alphabetisches Verzeichnis

1. D52.1
2. M51.2
3. K55.1
4. Q23.9
   Liegen detailliertere Informationen vor, sollte spezifischer kodiert werden.
5. Fettleibigkeit E66.99
   Da es sich um einen unspezifischen Kode "n.n.bez." handelt, sollte in der Systematik geprüft werden, ob es einen spezifischeren Kode gibt: E66.00 "Adipositas durch übermäßige Kalorienzufuhr, Body-Mass-Index [BMI] von 30 bis unter 35" ist der korrekte Kode.
6. Stirnhöhle → Entzündung J32.1
   Stirnhöhle → Entzündung → akut J01.1
   J01.1 ist der richtige Kode
7. Polyneuropathie → durch → Alkohol G62.1
   Polyneuropathie → peripher G62.9
   G62.1 ist korrekt. Die Information „peripher“ steckt in der Gruppenbezeichnung von G60-G64
8. I21.0

## Doppelklassifizierung: Kreuz-Stern-System

Beim Aufbau der ICD-Systematik stand die Ätiologie einer Erkrankung im Vordergrund. So wurde eine diabetische Retinopathie der Krankheitsgruppe "Diabetes mellitus" im Kapitel "Endokrine, Ernährungs- und Stoffwechselkrankheiten" zugeordnet. Im Kapitel "Augenkrankheiten" war die diabetische Retinopathie bis Version 8 der ICD nicht zu finden. Aus Sicht eines Augenarztes, der die Augenerkrankung behandelt - nicht die Grunderkrankung Diabetes mellitus - war das schwer nachvollziehbar. Auch für statistische Auswertungen warf die ätiologische Ausrichtung der ICD Probleme auf. Sollten alle Fälle mit einer Retinopathie ermittelt werden, musste nicht nur nach den ICD-Kodes aus der Gruppe "Retinopathie" gesucht werden, sondern zusätzlich nach den in anderen Krankheitskapiteln verstreuten Retinopathien wie z.B. beim Diabetes mellitus.

Mit der 9. Revision der ICD wurde ein System der teilweisen Doppelklassifizierung (d.h. die Verwendung von zwei Kodes) für eine Erkrankung eingeführt. Dieses System erfasst Angaben sowohl über den zugrunde liegenden Krankheitsprozess als auch über die Manifestation in einer bestimmten Körperregion, die als solche aus klinischer Sicht eigenständig ist.

Als **Primärkode** gilt derjenige für die Grundkrankheit (**Ätiologieschlüsselnummer**, **Ätiologiekode**). Er ist mit einem **Kreuz** gekennzeichnet und auf jeden Fall anzugeben.

Für die **Manifestation** steht ein fakultativ zu benutzender zusätzlicher Kode (**Sekundärkode**) zur Verfügung, der durch einen **Stern** gekennzeichnet ist. Da eine Erkrankung durch zwei ICD-Kodes dargestellt wird, spricht man von einer Doppelklassifizierung.

Es gilt als Grundprinzip der ICD, dass der Kreuzkode der Primärkode ist, der in jedem Fall anzuwenden und an erster Stelle anzugeben ist. Die Sternkodes sollten zusätzlich benutzt werden. Der Sternkode darf bei der Kodierung nie alleine oder vor dem Kreuzkode angegeben werden.

Beispiel:
Eine diabetische Retinopathie muss mit zwei ICD-Kodes kodiert werden:

1. Kode für den Diabetes mellitus (Primärkode †)
   z.B. E10.30† "**Diabetes mellitus** Typ I mit Augenkomplikationen, nicht als entgleist bezeichnet"
2. Kode für die Komplikation (Sekundärkode *)
   z.B. H36.0* "**Retinopathia** diabetica"

In der Systematik wird auf verschiedene Weisen auf die Doppelklassifizierung nach dem Kreuz-Stern-System hingewiesen:

a) Das Symbol (†) und der zugehörige Sternkode erscheinen beide in der Rubriküberschrift:
Sämtliche in dieser Rubrik (Kategorie oder Subkategorie) zu klassifizierenden Bezeichnungen unterliegen der Doppelklassifizierung und haben alle denselben Sternkode.

| **A17.0† Tuberkulöse Meningitis (G01*)** |
|---|
| Tuberkulöse Leptomeningitis |
| Tuberkulose der Meningen (zerebral) (spinal) |

b) In der Rubriküberschrift erscheint das Symbol (†), aber nicht der zugehörige Sternkode:
Sämtliche in dieser Rubrik zu klassifizierenden Bezeichnungen unterliegen der Doppelklassifizierung, haben jedoch unterschiedliche Sternkodes, die bei der jeweiligen Bezeichnung aufgeführt werden.

| **A18.0† Tuberkulose der Knochen und Gelenke** |
|---|
| Tuberkulös: |
| · Arthritis (M01.1-*) |
| · Knochennekrose (M90.0-*) |
| · Mastoiditis (H75.0*) |
| · Osteomyelitis (M90.0-*) |
| · Ostitis (M90.0-*) |
| · Synovitis (M68.0-*) |
| · Tenosynovitis (M68.0-*) |
| Tuberkulose: |
| · Hüfte (M01.15*) |
| · Knie (M01.16*) |
| · Wirbelsäule (M49.0-*) |

c) In der Rubriküberschrift erscheinen weder das Symbol (†) noch der zugehörige Sternkode. Die Rubrik als Ganzes unterliegt nicht der Doppelklassifizierung, jedoch können einzelne darunter aufgeführte Diagnosen doppelt klassifiziert werden. In diesen Fällen sind die Diagnosen mit dem Symbol (†) und ihrem Sternkode gekennzeichnet.

| **A54.8 Sonstige Gonokokkeninfektionen** | |
|---|---|
| Endokarditis† (I39.8*) | durch Gonokokken |
| Hautläsionen | |
| Hirnabszess† (G07*) | |
| Meningitis† (G01*) | |
| Myokarditis† (I41.0*) | |
| Perikarditis† (I32.0*) | |
| Peritonitis† (K67.1*) | |
| Pneumonie† (J17.0*) | |
| Sepsis | |

Wenn bei der Kodierung der Diagnose die ICD-10-Verzeichnisse zu einem Stern-Kode (Manifestation) führen, dann muss anschließend die Ätiologie geklärt werden. Dazu sind in der Systematik und im Alphabetischen Verzeichnis für viele Kodes Hinweise (Abb. 10, 11) aufgenommen worden.

**G01*** **Meningitis bei anderenorts klassifizierten bakteriellen Krankheiten**

*Inkl.:* Meningitis (bei) (durch):
· Anthrax [Milzbrand] (A22.8†)
· Gonokokken (A54.8†)
· Leptospirose (A27.-†)
· Listerien (A32.1†)
· Lyme-Krankheit (A69.2†)
· Meningokokken (A39.0†)
· Neurosyphilis (A52.1†)
· Salmonelleninfektion (A02.2†)
· Syphilis:
  · konnatal (A50.4†)
  · sekundär (A51.4†)
· tuberkulös (A17.0†)
· Typhus abdominalis (A01.0†)

. . .

**G63.-*** **Polyneuropathie bei anderenorts klassifizierten Krankheiten**

. . .

**G63.1*** **Polyneuropathie bei Neubildungen** (C00-D48†)
**G63.2*** **Diabetische Polyneuropathie** (E10-E14, vierte Stelle .4†)
. . .

Abb. 10: Hinweis auf Kreuzkode in Systematik

Polyneuropathie G62.9
. . .
- - Amyloidose, familiär E85.1† G63.3*
- - Anämie, perniziös D51.0† G63.4*
- - Avitaminose a.n.k. E56.9† G63.4*
- - Beriberi E51.1† G63.4*
. . .

Abb. 11: Hinweis auf Kreuzkode im Alphabetischen Verzeichnis

Nicht überall wird bei einem Sternkode in der ICD auf den zugehörigen Kreuzkode verwiesen. Hier ist vom Kodierer die zugrunde liegende Erkrankung selbst zu ermitteln (Abb. 12).

**J90** **Pleuraerguss, anderenorts nicht klassifiziert**

*Inkl.:* Pleuritis mit Erguss

*Exkl.:* Chylöser (Pleura-)Erguss (J94.0)
Pleuritis o.n.A. (R09.1)
Tuberkulose (A15-A16)

**J91*** **Pleuraerguss bei anderenorts klassifizierten Krankheiten**

Abb. 12: Sternkode mit fehlendem Hinweis auf Kreuzkode

Ein Pleuraerguss bei einer Patientin mit Mamma-Ca ist z.B. mit C50.1 plus J91* zu kodieren.

## ICD-Übung: Kreuz-Stern-System

1. Seit der ICD-9 gibt es Kreuz- und Sternkodes. Weshalb gibt es diese beiden verschiedenen Notationen? Sind sie gleichberechtigte Kodes?

Kodieren Sie die nachfolgenden Erkrankungen. Wo erforderlich nehmen Sie eine Doppelklassifizierung vor. Geben Sie als erstes den ICD-Kode an, der auf jeden Fall (gegebenenfalls auch alleine) angegeben werden muss. Überprüfen Sie Ihre Kodierung immer im systematischen Teil!

2. Keratitis durch Herpes Zoster
3. Alzheimerdemenz
4. systemischer Lupus erythematodes mit Nierenbeteiligung (glomeruläre Krankheit)
5. Enzephalitis nach Windpockenimpfung
6. Demenz bei Creutzfeld-Jakob-Syndrom
7. Ösophagusvarizenblutung bei alkoholischer Leberzirrhose
8. Legionellose mit Pneumonie
9. Multiple Hirnnervenlähmung bei bösartigem Tumor des II. Hirnnerven
10. Pathologische Kompressionsfraktur eines Wirbelkörpers im Lumbalbereich bei einem Patienten, der Knochenmetastasen in der Wirbelsäule hat.
11. Akute Graft versus host disease (GvHD) Grad III mit Leberbeteiligung Stadium 2 und Beteiligung des Verdauungstraktes Stadium 2

## Lösung : Kreuz-Stern-System

In der Beschreibung der Lösung werden teilweise die Suche im Alphabetischen Verzeichnis und die Überprüfung in der Systematik stichwortartig beschrieben. Werden dabei mehrere ICD-Kodes gefunden, so sind diejenigen der Lösung unterstrichen dargestellt.

1. Das Kreuz-Stern–System dient der Kodierung von zwei Aspekten einer Erkrankung. Mit dem Kreuzkode wird die Grunderkrankung (die Ätiologie) angegeben, mit dem Sternkode wird die Manifestation zum Ausdruck gebracht. Die beiden Kodes sind nicht "gleichberechtigt". Der Kreuzkode muss immer als erstes angegeben werden (Primärkode), der Sternkode wird als Zusatzkode (Sekundärkode) angegeben. Ein Sternkode kann niemals ohne den zugehörigen Kreuzkode verwendet werden.
2. B02.3† H19.2*
3. G30.9† F00.9*
4. M32.1† N08.5*
5. falsch: Z25.8
   falsch: B01.1† G05.1*
   richtig: <u>G04.0</u> (evtl. plus Y59.9! siehe andere Doppelklassifizierung)
6. A81.0† F02.1*
7. K70.3† I98.3*
8. A48.1 "Legionellose <u>mit</u> Pneumonie"
   Achtung: A48.1 alleine ist ausreichend, da J17.0* keine spezifischen Zusatzinformationen enthält. A48.1† J17.0* zu kodieren ist aber auch nicht "schädlich".
9. C72.3† G53.3*
10. C79.5† M49.56*
11. T86.02† „Akute Graft versus host Krankheit, Grad III und IV“
    K77.12* „Stadium 2 der akuten Leber-Graft-versus-host-Krankheit“
    K93.22* „Stadium 2 der akuten Verdauungstrakt-Graft-versus-host-Krankheit“

## Doppelklassifizierung: Weitere Möglichkeiten

Für bestimmte Situationen ist eine andere Form der Doppelklassifizierung als die des Kreuz-Stern-Systems anwendbar, um den Gesundheitszustand einer Person vollständig zu beschreiben. Der Hinweis „*Soll ... angegeben werden, ist eine zusätzliche Schlüsselnummer zu benutzen*“ in der Systematik kennzeichnet viele solcher Situationen.

**Infektionserreger:**

Bei lokalen Infektionen, die den Kapiteln der „Organkrankheiten“ zugeordnet sind, können Kodes des Kapitels I "Infektiöse und parasitäre Krankheiten" zur Identifizierung des Infektionserregers hinzugefügt werden, sofern dieser im Rubriktitel (der Kategorie oder Subkategorie) nicht schon enthalten ist. Am Ende von Kapitel I steht für diesen Zweck die Kategoriengruppe B95!-B98! "Bakterien, Viren und sonstige Infektionserreger als Ursache von Krankheiten, die in anderen Kapiteln klassifiziert sind" zur Verfügung. Diese !-Kodes dürfen nur als Sekundärkode angegeben werden.

Beispiel mit Sekundärkode:
Chronisches Magenulkus mit positivem Test auf H. pylori
K25.7 "Ulcus ventriculi, chronisch, ohne Blutung oder Perforation"
B98.0! "Helicobacter pylori [H. pylori] als Ursache von Krankheiten, die in anderen Kapiteln klassifiziert sind"

Beispiel ohne Sekundärkode:
J02.0 "Streptokokken-Pharyngitis"
Eine zusätzliche Kodierung des Erregers ist nicht erforderlich, da die Streptokokken in der Bezeichnung der Subkategorie J02.0 bereits aufgeführt sind.

Seit ICD-10-GM 2004 besteht die Möglichkeit durch einen Sekundärkode aus U80!-U85! "Infektionserreger mit Resistenzen gegen bestimmte Antibiotika oder Chemotherapeutika" die Resistenz von Erregern zusätzlich zu kodieren.

Beispiel:
Pneumonie durch Methicillin-resistenten Staphylokokkus aureus (MRSA)
J15.2 "Pneumonie durch Staphylokokken"
U80.0! "Staphylococcus aureus mit Resistenz gegen Oxacillin, Glykopeptid-Antibiotika ..."

**Funktionelle Aktivität einer Neubildung:**

Ein geeigneter Kode aus Kapitel IV "Endokrine, Ernährungs- und Stoffwechselkrankheiten" kann zur Kennzeichnung der funktionellen Aktivität dem jeweiligen Kode aus Kapitel II "Neubildungen" hinzugefügt werden.

Beispiel:
basophiles Hypophysenadenom mit Cushing-Syndrom
D35.2 "Gutartige Neubildung der Hypophyse"
E24.0 "Hypophysäres Cushing-Syndrom"

**Morphologie von Neubildungen:**

Obwohl der Morphologieschlüssel (M-Klassifikation) nicht Bestandteil der Hauptklassifikation ICD ist, kann ein Kode daraus zur Kennzeichnung der Morphologie (Histologie und Dignität) von Tumoren zusätzlich zu einem Kode aus Kapitel II "Neubildungen" angegeben werden. Bei der gesetzlich vorgeschriebenen Datenübermittlung nach § 301 SGB V darf der optionale Morphologiekode nicht übermittelt werden.

Beispiel:
anaplastisches Astrozytom des Zerebellums
C71.6 Bösartige Neubildung Zerebellum
M9401/3 anaplastisches Astrozytom

**Zugrunde liegende Erkrankung zu organischen und symptomatischen psychischen Störungen:**

Liegen ergänzende Informationen zu Zuständen aus der Krankheitsgruppe F00-F09 "Organische, einschließlich symptomatischer psychischer Störungen" vor, können diese zusätzlich kodiert werden. Diese ergänzenden Informationen können die zugrunde liegende Krankheit, eine Verletzung oder andere Hirnschädigungen sein.

Beispiel:
Persönlichkeitsstörung durch bösartigen Frontallappentumor (Frontalhirnsyndrom)
F07.0 Organische Persönlichkeitsstörung
C71.1 bösartiger Frontallappentumor

**Verletzung, Vergiftung, Nebenwirkung:**

Zur Beschreibung einer Verletzung, einer Vergiftung oder einer sonstigen Nebenwirkung können zwei Kodes angegeben werden. Zu einem Kode aus Kapitel XIX "Verletzungen, Vergiftungen und bestimmte andere Folgen äußerer Ursachen", der die Art der Verletzung beschreibt, kann auch ein !-Kode aus Kapitel XX "Äußere Ursachen von Morbidität und Mortalität" für die Ursache zusätzlich angegeben werden.

Beispiel:
Schlaftablettenvergiftung mit Veronal (Barbiturat) in suizidaler Absicht
T42.3 Vergiftung durch Barbiturate
X84.9! Absichtliche Selbstbeschädigung

Beispiel:
Akute hämorrhagische Gastritis aufgrund ordnungsgemäß eingenommener Acetylsalycilsäure
K29.0 Akute hämorrhagische Gastritis
Y57.9! Komplikationen durch Arzneimittel oder Drogen

**Frakturen mit Weichteilschaden**

Bei Frakturen oder Luxationen ist - falls zutreffend - zusätzlich der Schweregrad des Weichteilschadens anzugeben.

Beispiel:
Offene Fraktur des Femurschaftes mit dekompensiertem Kompartmentsyndrom
S72.3 Fraktur des Femurschaftes
S71.89! Weichteilschaden III. Grades bei offener Fraktur oder Luxation der Hüfte und des Oberschenkels (Ausgedehnte Weichteildestruktion, häufig zusätzliche Gefäß- und Nervenverletzungen, starke Wundkontamination)

**Funktionale Höhe einer Schädigung des Rückenmarks:**

Bei einer traumatischen Querschnittverletzung oder einer nicht traumatischen Querschnittlähmung wird die funktionale Höhe der Schädigung des Rückenmarks durch einen Sekundärkode angegeben.

Beispiel:
G82.12 Spastische Paraparese und Paraplegie, chronisch komplette Querschnittlähmung
G82.66! Funktionale Höhe der Schädigung des Rückenmarks, L2-S1

Beispiel:

S24.11 Komplette Querschnittverletzung des thorakalen Rückenmarkes

S24.72! Funktionale Höhe einer Verletzung des thorakalen Rückenmarks, T2/T3

**Nichttraumatische intrakranielle Blutungen:**

Zunächst ist die intrakranielle Blutung (Subarachnoidalblutung, intrazerebrale Blutung, Subduralhämatom) zu kodieren. Anschließend wird die Blutungsursache (Aneurysma, arteriovenöse Malformation, arteriovenöse Fistel) angegeben.

Beispiel:

Subarachnoidalblutung der A. cerebri media durch Ruptur eines angeborenen zerebralen Aneurysma

I60.1 Subarachnoidalblutung, von der A. cerebri media ausgehend

Q28.30 Angeborenes Aneurysma der zerebralen Gefäße

## ICD-Übung: Doppelklassifizierung

1. Ist eine Pneumonie durch Streptococcus pneumoniae mit J15.4 „Pneumonie durch sonstige Streptokokken“ korrekt kodiert?
2. Sepsis durch Streptococcus pneumoniae
3. Harnwegsinfektion, E. coli isoliert
4. Akute Tonsillitis durch MRSA
5. Großes Hämatom des rechten Oberschenkels bei Marcumar-Therapie
6. Zerebrale arteriovenöse Fistel (nicht angeboren) mit intraventrikulärer Blutung

## Lösung: Doppelklassifizierung

In der Beschreibung der Lösung werden teilweise die Suche im Alphabetischen Verzeichnis und die Überprüfung in der Systematik stichwortartig beschrieben. Werden dabei mehrere ICD-Kodes gefunden, so sind die ICD-Kodes der Lösung unterstrichen dargestellt.

1. Nein, der Exklusivhinweis verweist auf J13, einen spezifischeren Kode mit Erregerangabe.
2. A40.3 "Sepsis durch Streptococcus pneumoniae"
3. N39.0 "Harnwegsinfektion, Lokalisation nicht näher bezeichnet"
   B96.2! "Escherichia coli [E. coli] und andere Enterobakteriazeen als Ursache von Krankheiten, die in anderen Kapiteln klassifiziert sind"
4. J03.8 "akute Tonsillitis durch sonstige näher bezeichnete Erreger"
   B95.6! "Staphylococcus aureus als Ursache von Krankheiten, die in anderen Kapiteln klassifiziert sind"
   U80.0! "Staphylococcus aureus mit Resistenz gegen Oxacillin, Glykopeptid-Antibiotika ..."
5. D68.30 "Hämorrhagische Diathese durch Antikoagulanzien (Inkl. Blutung bei Dauertherapie mit Antikoagulanzien)"
   Y57.9! "Komplikation durch Arzneimittel oder Drogen" kann weggelassen werden, da diese Information bereits in D68.30 enthalten ist.
6. I61.5 "intrazerebrale intraventrikuläre Blutung"
   I67.11 "Zerebrale arteriovenöse Fistel (erworben)"

## Zusatzkennzeichen

Bei der Einführung der ICD-10 im stationären und ambulanten Bereich zeigte die Zusammenarbeit mit ärztlichen Berufsverbänden und den gesetzlichen Krankenversicherungen (GKV), dass Zusatzangaben zur Aussagefähigkeit der Diagnose für SGB-V-Zwecke erforderlich sind. Mit der ICD-10-SGBV 1.3 wurden deshalb Zusatzkennzeichen für die **Diagnosensicherheit** (V = Verdachtsdiagnose, Z = Zustand nach, A = ausgeschlossene Diagnose) eingeführt.

Mit der ICD-10-SGB-V 2.0, die sich an den Anforderungen des Australian Refined Diagnoses Related Group-Systems (AR-DRG) orientierte, durften diese Zusatzkennzeichen im stationären Bereich nicht mehr benutzt werden. In den Deutschen Kodierrichtlinien (DKR) ist geregelt, wie "Verdacht auf ...", "Ausschluss von ..." und "Zustand nach ..." zu kodieren sind.

Aktueller Stand: Für den ambulanten Bereich ist die Verwendung des Zusatzkennzeichens für die Diagnosesicherheit obligatorisch (Erlass des BMGS vom 29.9.2003). Im stationären Bereich dürfen diese Zusatzkennzeichen nach wie vor nicht eingesetzt werden. Seit der ICD-10-GM 2004 stehen für den ambulanten Bereich nun folgende Zusatzkennzeichen für die Diagnosensicherheit zur Verfügung:

- V Verdachtsdiagnose (Verdacht auf ... bzw. auszuschließende Diagnose)
- Z symptomloser Zustand nach der betreffenden Diagnose (Zustand nach ...)
- A ausgeschlossene Diagnose
- G gesicherte Diagnose (auch anzugeben, wenn V, Z oder A nicht zutreffen)

Zur Kennzeichnung der **Lokalisation** dienen die Zusatzkennzeichen R (rechts), L (links) und B (beidseitig). Sowohl im stationären als auch im ambulanten Bereich ist die Kennzeichnung der Lokalisation bei Diagnosen optional.

Beispiel aus dem ambulanten Bereich:
Verdacht auf sekundäre Koxarthrose rechts: M16.7 R V

### Minimalstandard

Mit der ICD-10-SGBV Version 1.3 wurde in der hausärztlichen Versorgung, im organisierten Notfalldienst und in der fachärztlichen Versorgung für Diagnosen außerhalb des Fachgebietes ein Minimalstandard eingeführt, der für bestimmte Diagnosen eine nur dreistellige Kodierung gestattete. Er wird seit 2004 nicht mehr angewendet.

Stattdessen durften ab 2004 im ambulanten Bereich (in der fachärztlichen Versorgung nur für Diagnosen außerhalb des Fachgebietes) vierstellige Kodes auch dann verwendet werden, wenn sie fünfstellig unterteilt waren. Eine Kodierung bis auf die 5. hierarchische Ebene war auf freiwilliger Basis möglich und sollte angesichts der Nutzung von EDV-Systemen in den Arztpraxen möglichst immer erfolgen.

Mit der ursprünglich zum 1.1.2011 vorgesehenen verbindlichen Einführung der Ambulanten Kodierrichtlinien (AKR) sollte auch im ambulanten Bereich die endständige Kodierung verpflichtend sein.

## Probleme bei der Kodierung

Obwohl inzwischen mächtige Hilfsmittel für die Kodierung zur Verfügung stehen, treten immer wieder Situationen auf, in denen es schwer ist einen passenden ICD-Kode zu finden. Oder aber die Kodierhilfe verweist auf einen unspezifischen oder sogar falschen ICD-Kode.

Beispiel:
Das Alphabetische Verzeichnis führt für "Chylothorax" den ICD-Kode I89.8 auf. Kontrolliert man den Eintrag in der Systematik stellt man fest, dass I89.8 für "sonstige näher bezeichnete nichtinfektiöse Krankheiten der Lymphgefäße und Lymphknoten (inkl. Chylozele)" steht. Sucht man dagegen mit "chylös", "Erguss" und "Pleura" findet man den viel passenderen Kode J94.0 "Chylöser (Pleura-)Erguss"

Wenn man unter dem gesuchten Stichwort nicht fündig wird, sollte man folgende Strategie verfolgen:

- Die Schreibweise mit C, K und Z wird in den Verzeichnissen der ICD teilweise unterschiedlich gebraucht (z.B. Koxarthrose – Coxarthrosis, Carcinoma - Karzinom). Die meisten EDV-gestützten Kodierhilfen suchen automatisch nach C, K und Z.
- EDV-gestützte Kodierhilfen erlauben die Suche nach Teilwörtern, auch mitten in einer Bezeichnung. Suchen Sie eher mit einer Kombination von Teilwörtern.
- Nach anderen Schreibweisen (z.B. lateinisch-griechischer Fachausdruck anstelle der deutschen Bezeichnung) und Synonymen suchen.
- Nach Oberbegriff suchen anstelle des spezifischen Unterbegriffs.
- Wird ein nicht genau zutreffender Kode gefunden, hilft ein Blick in die Systematik. Vor allem Inklusiv- und Exklusivhinweise auf Kategorien- oder Gruppenebene geben wertvolle Hinweise.

- In seltenen Fällen geben die Kodierhilfen keinen brauchbaren Hinweis auf den korrekten Kode. Hier hilft nur der Einstieg direkt in die Systematik. Dieser setzt natürlich gute Kenntnisse sowohl des medizinischen Sachverhaltes als auch der Struktur der ICD voraus.

## ICD-Übung: Kodierfragen aus der Praxis

Für diese Kodierübung sind teilweise medizinische Nachschlagewerke (Pschyrembel, Roche Lexikon, usw.) erforderlich.

1. Gelenksteife des Ellbogengelenks
2. PAVK vom Oberschenkeltyp Stadium III
3. Ulzera cruris
4. Äthylischer Leberschaden
5. Akute Leberinsuffizienz
6. Chronische Niereninsuffizienz Stadium 1 aufgrund einer Hypertonie
7. sekundäre Siderose bei Zustand nach Polytransfusion
8. Frühere Alkoholabhängigkeit
9. Paravasat
10. MRSA-Infektion an der Stirn
11. Raumforderung in einem Wirbel der Wirbelsäule. Es ist noch nicht klar, ob bös- oder gutartig.
12. Sakroileitis bzw. ISG-Arthritis (rheumatischer Komplex, Entzündung zwischen Kreuzbein und Becken)
13. Patient mit Vesikostoma, das bei einem früheren Krankenhausaufenthalt angelegt wurde
14. Verschluss der Arteria femoralis superficialis bedingt durch Thrombose
15. Aneurysmatische Knochenzyste in einem Wirbel der Brustwirbelsäule
16. Strahlennekrose des Gehirns
17. Kryptokokkenmeningitis
18. Vorhandensein eines Urostoma
19. kardiovaskuläre familiäre Belastung (7 Geschwister des Vaters seien alle an kardiovaskulären Krankheiten verstorben)
20. Wie ist eine bekannte Penizillinallergie bei einem Patienten zu kodieren, mit Z88.0 oder T88.7?

21. Wie verschlüsselt man eine Kehlkopf-Fraktur (Larynx-Fraktur) oder eine Zungenbein-Fraktur?
22. Aufnahme zur Kontrolluntersuchung nach Aortenklappenersatz
23. Blutung durch Dialyseshunt
24. Faktor-H-Mangel. Es handelt sich dabei um einen Komplementfaktor. Der Mangel führt zu einem ungehemmt aktivierten Immunsystem.
25. postoperative Wundinfektion
26. perforierte Sigmadivertikulitis
27. Diarrhoe, die auf Antibiotika anspricht; Erreger konnte nicht nachgewiesen werden
28. Gastrointestinale Blutung durch Angiodysplasie am Kolon
29. Luxation der Hüftgelenkprothese (Es gibt kein Trauma als Ursache für die Luxation)
30. Ist ein Pneumothorax, der beim Wechsel eines Herzschrittmacher-Aggregats durch den Operateur verursacht wurde, durch T81.8 zu kodieren?
31. Ulzeration des Colon ascendens
32. Lebermetastasen, in der Histologie steht „hepatozelluläres Karzinom“
33. Blutung der Leber nach Leberpunktion

## Lösung: Kodierfragen aus der Praxis

In der Beschreibung der Lösung werden teilweise die Suche im Alphabetischen Verzeichnis und die Überprüfung in der Systematik stichwortartig beschrieben. Werden dabei mehrere ICD-Kodes gefunden, so sind diejenigen der Lösung unterstrichen dargestellt.

1. M25.62 "Gelenksteife, anderenorts nicht klassifiziert, Oberarm" (inkl. Ellenbogengelenk)
   Achtung, die Liste für die 5. Stelle befindet sich nicht unter M25.- sondern ganz am Anfang des Kapitels!
2. Periphere arterielle Verschlusskrankheit vom Oberschenkeltyp Stadium III = mit Ruheschmerz
   <u>I70.22</u> "Atherosklerose der Extremitätenarterien, Becken-Bein-Typ, mit Ruheschmerz"
   Achtung, das Alphabetische Verzeichnis verweist auf den unspezifischen Kode I73.9
3. L97
4. K70.9
   Wenn die Art des Leberschadens bekannt ist, sollte spezifischer kodiert werden.
5. Leber → Insuffizienz K72.9
   Insuffizienz → Leber K72.9
   Kontrolle Systematik:
   K72.9 zu unspezifisch, besser <u>K72.0</u> "Akutes und subakutes Leberversagen"
6. Niere → Insuffizienz → bei → Hypertonie I12.00
   Niere → Insuffizienz → chronisch N18.9
   Niere → Insuffizienz → chronisch → Stadium → 1 N18.1
   Kontrolle Systematik:
   Hinweis zu I12.-: "Benutze, sofern zutreffend, zunächst Schlüsselnummern aus N00-N07, N18.-, N19 oder N26, um die Art der Nierenkrankheit anzugeben."
   Lösung: <u>N18.1</u> und <u>I12.00</u>
7. Siderose J63.4
   Kontrolle Systematik:
   J63.4 "Pneumokoniose durch sonstige anorganische Substanzen: Siderose" ist nicht das Gesuchte, da mit J63.4 eine Siderose im Sinne von Eisenstaublunge kodiert wird.
   Pschyrembel: Siderose = Eisenablagerung
   Mit Siderose nach Polytransfusion ist die Eisenüberladung im Blut gemeint. Deshalb Suche nach "Häm..."

Hämosiderose → durch Transfusion → <u>T80.8</u> "Sonstige Komplikationen nach Infusion, Transfusion, ..."

8. Alkohol → Abhängigkeit F10.2
Kontrolle Systematik: Akute Alkoholabhängigkeit
Generell gilt: Frühere Krankheiten (Zustand nach) können mit Z85.- bis Z98.- verschlüsselt werden.
Lösung <u>Z86.4</u> "Missbrauch einer psychotropen Substanz in der Eigenanamnese"

9. Paravasat(ion): Versehentliche Applikation von Medikamenten außerhalb des punktierten Blutgefäßes (i.d.R. paravenös), die z.B. bei einigen Zytostatika schwere, nur sehr langsam abheilende lokale Nekrosen verursachen kann.
<u>T80.8</u> "Sonstige Komplikationen nach Infusion, Transfusion oder Injektion zu therapeutischen Zwecken"

10. <u>L08.8</u> "Sonstige näher bezeichnete lokale Infektionen der Haut ..."
<u>B95.6!</u> Staphylococcus aureus als Ursache von Krankheiten, die in anderen Kapiteln klassifiziert sind
<u>U80.0!</u> Staphylococcus aureus mit Resistenz gegen Oxacillin, Glykopeptid-Antibiotika ...

11. D48.0 "Neubildung unsicheren oder unbekannten Verhaltens, Knochen und Gelenkknorpel"

12. M46.1 "Sakroiliitis, anderenorts nicht klassifiziert"

13. Z93.5 "Vorhandensein eines Zystostomas"

14. I74.3 "Embolie und Thrombose der unteren Extremitätenarterien"

15. M85.58 "aneurysmatische Knochenzyste, sonstige Lokalisationen" (inkl. Wirbelsäule)

16. Etwas Spezifischeres als <u>T66</u> "nicht näher bezeichnete Schäden durch Strahlung" gibt es nicht.

17. <u>B45.1†</u> Kryptokokkose des Gehirns
<u>G02.1*</u> Meningitis bei andernorts klassifizierten Mykosen

18. Z93.6 "Vorhandensein anderer künstlicher Körperöffnungen der Harnwege (inkl. Nephrostoma, Ureterostoma, Urethrostoma)"

19. Z82 "Bestimmte Behinderungen oder chronische Krankheiten in der Familienanamnese, die zu Schädigung oder Behinderung führen" Inkl. Krankheiten des Kreislaufsystems

20. Besteht eine Penizillinallergie, zeigt der Patient jedoch momentan keine allergische Reaktion, ist Z88.0 "Allergie gegenüber Penizillin in der Eigenanamnese" zu kodieren. Reagiert der Patient aktuell allergisch auf Penizillin ist die allergische Reaktion so spezifisch wie

möglich mit z.B. T88.6 "Anaphylaktischer Schock als unerwünschte Nebenwirkung eines indikationsgerechten Arzneimittels ..." oder unspezifisch mit T88.7 "Nicht näher bezeichnete unerwünschte Nebenwirkung eines Arzneimittels ..."

21. S12.8 "Fraktur sonstiger Teile im Bereich des Halses" (inkl. Kehlkopf, Ringknorpel, Schildknorpel, Trachea, Zungenbein)

22. Z09.0 "Nachuntersuchung nach chirurgischem Eingriff wegen anderer Krankheitszustände"

23. T82.8 "Sonstige näher bezeichnete Komplikationen durch Prothesen, Implantate oder Transplantate im Herzen und in den Gefäßen" (inkl. Blutung)

24. D84.1 "Defekt im Komplementsystem"

25. T81.4 "Infektion nach einem Eingriff, anderenorts nicht klassifiziert" (inkl. Nahtabszess, Wundabszess, Sepsis)

26. Colon sigmoideum = Teil des Dickdarms
K57.22 "Divertikulitis des Dickdarms mit Perforation und Abszess, ohne Angaben einer Blutung"

27. A09.0 "Sonstige und nicht näher bezeichnete Gastroenteritis und Kolitis infektiösen Ursprungs"

28. <u>K55.22</u> "Angiodysplasie des Kolons mit Blutung"
K92.2 "Gastrointestinale Blutung, nicht näher bezeichnet" ist zu unspezifisch

29. T84.0 "Mechanische Komplikation durch eine Gelenkendoprothese"

30. Nein, der korrekte Kode ist <u>J95.80</u> „Iatrogener Pneumothorax". J95.80 ist spezifischer als T81.8 „Sonstige Komplikationen bei Eingriffen, anderenorts nicht klassifiziert"

31. K63.3 „Darmulkus"

32. Zur Wahl stehen C22.0 „Leberzellkarzinom" oder C78.7 „Sekundäre bösartige Neubildung Leber und der intrahepatischen Gallengänge". Die Tatsache, dass es sich um Metastasen handelt, hat nach Meinung der Autorin Vorrang. <u>C78.7</u> ist zu kodieren.

33. Das Alphabetische Verzeichnis liefert für Leberblutung K76.8 „Sonstige näher bezeichnete Krankheiten der Leber". Dieser Kode ist zu unspezifisch. Der korrekte Kode ist <u>T81.0</u> „Blutung und Hämatom als Komplikation eines Eingriffs" (Blutung an jeder Lokalisation als Folge eines Eingriffs)

## Regeln und Richtlinien für die Verschlüsselung

Neben den allgemeinen Verschlüsselungsregeln der ICD (z.B. so spezifisch wie möglich kodieren, Kreuz-Stern-System) gibt es für die verschiedenen Anwendungsgebiete der ICD Richtlinien, die gewährleisten sollen, dass einheitlich kodiert wird und die kodierten Daten korrekt ausgewertet werden können.

- **Richtlinien für den Eintrag auf der Todesursachenbescheinigung**
  Die WHO legte 1967 fest, dass auf der Todesursachenbescheinigung die folgenden Todesursachen einzutragen sind: "... alle diejenigen Krankheiten, Leiden oder Verletzungen, die entweder den Tod zur Folge hatten oder zum Tode beitrugen und die Umstände des Unfalls oder der Gewalteinwirkung, die diese Verletzungen hervorriefen."
  Sofern nur eine Todesursache angegeben ist, wird diese für die Tabellierung verwendet. Falls mehr als eine Todesursache angegeben ist, sollte nach entsprechenden Regeln das "**Grundleiden des Todesfalls**" ausgewählt werden. Derart kodierte Todesursachen gehen in **unikausale Statistiken** ein. Das Verfahren zur Auswahl des Grundleidens für Todesursachenstatistiken kann im Regelwerk der WHO ICD-10, Kapitel 4.1 bis 4.3 nachgelesen werden.

- **Deutsche Kodierrichtlinien (DKR)**
  Für die Abrechnung stationärer Behandlungsfälle nach dem G-DRG-System muss gewährleistet sein, dass Krankenhausfälle mit gleichem Leistungsinhalt im Hinblick auf ihr Krankheits- und Leistungsspektrum einheitlich kodiert werden. Die Deutschen Kodierrichtlinien (DKR) regeln und unterstützen diesen Prozess. Sie regeln z.B. die Festlegung der Hauptdiagnose, die Angabe von Begleiterkrankungen, usw. Die Kodierregeln der DKR haben Vorrang vor Kodierregeln, die in der ICD-10-GM vorgegeben sind (falls es Diskrepanzen gibt).

- **Deutsche Kodierrichtlinien für die Psychiatrie/Psychosomatik (DKR-Psych)**
  2013 soll für die Vergütung von Krankenhausleistungen der Psychiatrie und Psychosomatik ein durchgängig leistungsorientiertes und pauschalierendes Entgeltsystem auf der Grundlage von tagesbezogenen Entgelten eingeführt werden. Deshalb wurden in Anlehnung an die Deutschen Kodierrichtlinien (DKR) 2010 erstmals eine Version für die Psychiatrie/Psychosomatik erstellt. Aktuell steht die Version 2012 zur Verfügung.

- **Ambulante Kodierrichtlinien (AKR)**
  Die Ambulanten Kodierrichtlinen sollten ab 01.07.2011 bei der Kodierung von Behandlungsdiagnosen im ambulanten Bereich verbind-

lich anzuwenden sein. Die Einführung der AKR wurde jedoch verschoben.

## Kodiersoftware

Für eine effektive Diagnosenkodierung wird Kodiersoftware eingesetzt. Verschiedene Unternehmen bieten spezielle Softwareprodukte an, die den für die Kodierung zuständigen Personen das Auffinden geeigneter Klassen und Kodes erleichtern. Die verschiedenen Produkte bieten:

- Ein eingegebenes Suchwort wird in den gesetzlichen Katalogen (Systematik, Alphabetisches Verzeichnis) gesucht.
- Angegebene Suchwörter werden auch als Teilwort mitten in einer Bezeichnung gefunden.
- Eine Kombination von Suchwörtern kann gesucht werden.
- Semantische Analyse (bei einem Produkt)
- Es können Hauskataloge erstellt werden
  - mit fach- oder abteilungsbezogenen Listen der häufig benötigten Diagnosen.
  - mit Ergänzungen des Alphabetischen Verzeichnisses um eigene, übliche Bezeichnungen mit dem entsprechenden ICD-Kode.

Die meisten Produkte verfügen über eine Schnittstelle, um sie in andere Software einzubinden.

Interessante, frei zugängliche Kodiertools im Internet:

- http://www.icd-code.de
- http://www.lumrix.de/icd.php → aktuelle Version wählen
- http://drg.uni-muenster.de → Kodierung → Diagnosen

## Problem Versionswechsel

Im stationären Bereich gilt seit dem Jahreswechsel 2003/2004, dass bei der Diagnosenkodierung die ICD-Version anzuwenden ist, die zum Zeitpunkt der Aufnahme des Patienten gültig ist. Für einen "Überlieger" (Patient mit einem stationären Aufenthalt über den Jahreswechsel hinweg), der im Dezember 2011 aufgenommen wird und im Januar 2012 entlassen wird, bedeutet dies, dass die Kodierung der Entlassdiagnosen mit der ICD-10-GM Version 2011 erfolgen muss. In der Regel sorgen EDV-Systeme dafür, dass entsprechend dem Aufnahmedatum nur die ICD-Kodes der entsprechend gültigen Version für die Kodierung angeboten werden.

Bei der späteren Nutzung der kodierten Daten müssen die Versionswechsel berücksichtigt werden:

- Beim Fallretrieval über längere Zeiträume müssen unter Umständen unterschiedliche ICD-Kodes berücksichtigt werden.
- Für Auswertungen, die z.B. mehrjährige Entwicklungen aufzeigen sollen, ist eine manuelle Umkodierung nicht praktikabel. Aus diesem Grund werden bei den Versionswechseln Überleitungstabellen angeboten, denen man entnehmen kann, welcher „alte“ ICD-Kode welchem „neuen“ ICD-Kode entspricht und umgekehrt. Mit Hilfe solcher Überleitungstabellen ist es z.B. möglich, einen Teil der nach der Vorjahres-Version kodierten Diagnosen automatisiert in die aktuelle Version umsetzen zu lassen. Nicht bei allen Kodes ist so eine eindeutige Abbildung möglich.

DIMDI stellte in der Übergangszeit eine PDF-Datei zur Verfügung, in der die geänderten und hinzugefügten Einträge zusammengestellt sind. Einen zusammenfassenden Überblick über Änderungen gibt der "Kommentar zur ICD-10-GM, Version ..." am Anfang der ICD-Systematik. Die Überleitungstabelle kann bei DIMDI kostenpflichtig heruntergeladen werden.

## Literatur


- Deutsche Kodierrichtlinien Version 2012
  www.g-drg.de → G-DRG-System 2012 →Kodierrichtlinien
- W. Gaus: Dokumentations- und Ordnungslehre – Theorie und Praxis des Information Retrieval; Springer, 2005, 5. überarbeitete Auflage
- B. Graubner: Stets aktuell – ICD-10-GM und OPS; In: mdi 2/2006
  http://www.imbi.uni-freiburg.de/medinf/gmds-ag-mdk/ → Publikationen und Stellungnahmen
- ICD-10-GM: Systematisches Verzeichnis
  ICD-10-GM: Alphabetisches Verzeichnis
  - www.dimdi.de → Klassifikationen → Diagnosen
  - Bearbeitet von Dr. med. Bernd Graubner; Deutscher Ärzte-Verlag
- ICD-10-WHO, Band II – Regelwerk
  www.dimdi.de → Klassifikationen → Diagnosen
- T. Lehmann, Meyer zu Bexten: Handbuch der Medizinischen Informatik; Hanser, 2004, 2. völlig neu bearb. Auflage
- F. Leiner, W. Gaus, R. Haux, P. Knaup-Gregori, K.-P. Pfeiffer: Medizinische Dokumentation – Grundlagen einer qualitätsgesicherten integrierten Krankenversorgung. Lehrbuch und Leitfaden; Schattauer, 2011, 6. aktualisierte Auflage
- DIMDI (Hrsg.): Basiswissen Kodieren – Eine kurze Einführung in die Anwendung von ICD-10-GM und OPS; 2010, überarbeitete

Neuauflage
http://www.dimdi.de/dynamic/de/klassi/downloadcenter/icd-10-gm/basiswissenkodieren/basiswissen-kodieren-2010.pdf

## Operationen- und Prozedurenschlüssel (OPS)

Der OPS ist eine Klassifikation zur Verschlüsselung medizinischer Prozeduren, das heißt operativer Eingriffe sowie wichtiger diagnostischer und sonstiger therapeutischer Maßnahmen.

Die erste Version des OPS stellte einen modifizierten Ausschnitt aus der International Classification of Procedures in Medicine (**ICPM**) der WHO dar. Der OPS wird vom Deutschen Institut für Medizinische Dokumentation und Information (DIMDI) im Auftrag des Bundesministeriums für Gesundheit (BMG) herausgegeben und wurde speziell für die Dokumentationszwecke nach § 301 des SGB V angepasst und erhielt deshalb die Abkürzung OPS-301. Bei den Überarbeitungen des OPS wurden Änderungen und Ergänzungen vorgenommen, die den Erfordernissen des neuen Entgeltsystems, dem G-DRG-System, gerecht wurden. Seit die Anpassungen des OPS nicht nur auf die Bedürfnisse im stationären Bereich, sondern auch auf die des ambulanten Bereichs abgestimmt werden, wurde der Zusatz „301“ aus der Bezeichnung gestrichen.

Mit dem OPS werden im stationären Bereich (§ 301 SGB V), in der ambulanten Versorgung (§ 295 SGB V: nur Kodes gemäß Anhang 2 des EBM) und beim ambulanten Operieren (§ 115b SGB V) die Prozeduren kodiert.

Zurzeit wird für jedes Jahr eine aktualisierte Version des OPS herausgegeben. So ist ab dem 1.1.2012 der OPS 2012 gültig.

Da der OPS nicht zum Einzelleistungsnachweis eingesetzt wird, deckt er nicht alle aufwändigen Maßnahmen ab. Bei den Überarbeitungen des OPS wurden nur solche Kodes aufgenommen bzw. beibehalten, die für das deutsche DRG-System voraussichtlich von ökonomisch differenzierender Bedeutung sein werden. Maßnahmen, die bei den meisten Behandlungsfällen durchgeführt werden (z.B. Blutdruckmessung) sind nicht zu kodieren.

## Systematische Ordnung

Der OPS ist eine monohierarchische Klassifikation. Er ist in 6 Kapitel unterteilt:

1 Diagnostische Maßnahmen
3 Bildgebende Diagnostik
5 Operationen
6 Medikamente
8 Nichtoperative Therapeutische Maßnahmen
9 Ergänzende Maßnahmen

Die Nummerierung der Kapitel wurde von der ICPM übernommen.

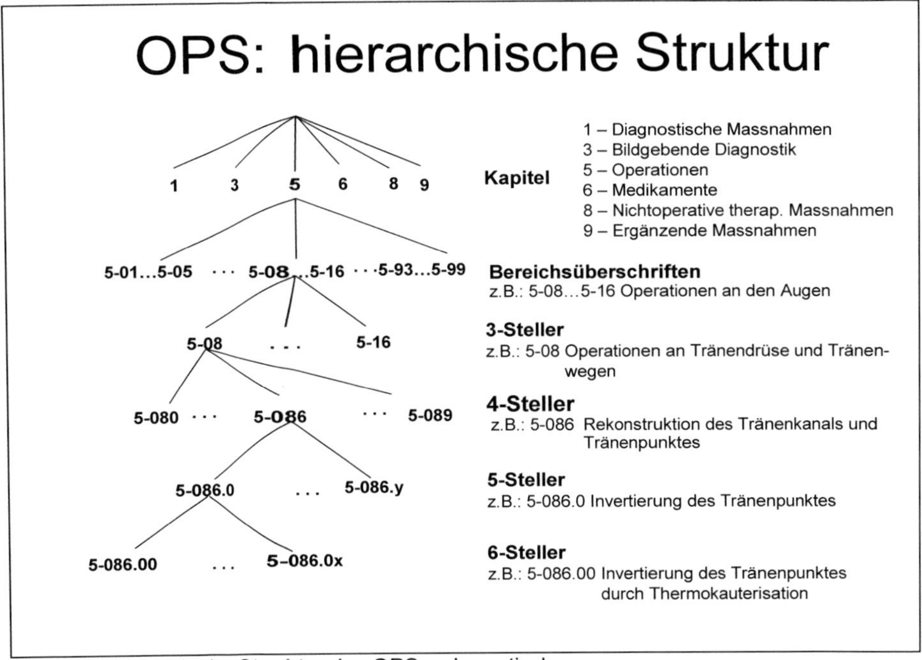

Abb. 15: hierarchische Struktur des OPS, schematisch

Die weitere systematische Untergliederung erfolgt in bis zu sechs Ebenen. Dabei wird im Kapitel 5 "Operationen" nach topographischen Aspekten, anschließend nach Verfahren (Abb. 16) unterteilt. In den übrigen Kapiteln wird zunächst nach den Verfahren, anschließend nach der Topologie strukturiert (Abb. 17).

Die Notation spiegelt die Hierarchie wider. Jede hierarchische Ebene wird durch eine Stelle im Kode dargestellt. Zur Gliederung der Notation steht hinter der ersten Stelle ein Bindestrich, hinter der vierten Stelle ein

Punkt. In einigen Kodebereichen wird eine alphanumerische Gliederungsstruktur verwendet, da die zur Verfügung stehenden 10 numerischen Untergliederungen für die erforderlichen Inhalte nicht ausreichend waren. Die alphanumerischen Notationen finden sich in der vierten, fünften und sechsten Stelle der Systematik. Dabei wurde der Buchstabe "x" konsequent für "sonstige" (Abb. 16 [1]) und der Buchstabe "y" für "nicht näher bezeichnete" (n.n.bez.) (Abb. 16 [2]) Prozeduren eingesetzt. Im Gegensatz zu "sonstige" wird die Bezeichnung "n.n.bez." verwendet, wenn gegenüber der Klassenüberschrift keine differenzierende Detailinformation vorliegt (Vergleiche ".8" und ".9" bei der ICD-10).

5 Operationen

**5-01...5-05 Operationen am Nervensystem**
**5-06...5-07 Operationen an den endokrinen Drüsen**
**5-08...5-16 Operationen an den Augen**

| | |
|---|---|
| **5-08** | **Operationen an Tränendrüse und Tränenwegen** |
| **5-080** | **Inzision der Tränendrüse** [3] |
| 5-080.0 ↔ | Ohne weitere Maßnahmen |
| 5-080.1 ↔ | Entfernung eines Fremdkörpers oder Steines |
| 5-080.2 ↔ | Drainage |
| 5-080.x ↔ | Sonstige [1] |
| 5-080.y | N.n.bez. |
| **5-081** | **Exzision von (erkranktem) Gewebe der Tränendrüse** |
| 5-081.0 ↔ | Partielle Exzision |
| 5-081.1 ↔ | Komplette Exzision |
| 5-081.x ↔ | Sonstige |
| 5-081.y | N.n.bez. [2] |
| ... | |
| **5-09** | **Operationen an den Augenlidern** |
| **5-10** | **Operationen an den Augenmuskeln** |
| ... | |

**5-18...5-20 Operationen an den Ohren**
**5-21...5-22 Operationen an Nase und Nasennebenhöhlen**
...

Abb. 16: Untergliederung nach Topographie, dann nach Verfahren

Im OPS werden nicht in allen Bereichen alle sechs hierarchischen Ebenen ausgenutzt. Bei den Computertomographien z.B. gibt es keine fünfte und sechste Ebene (Abb. 17). Generell gilt für die Kodierung, dass "**endständig**" zu kodieren ist. Das heißt, dass die niedrigste zur Verfügung stehende Ebene (**terminaler Kode**) zu verwenden ist.

## 3 Bildgebende Diagnostik

**3-03...3-05 Ultraschalluntersuchung**
**3-10...3-13 Projektionsradiographie**
**3-20...3-26 Computertomographie (CT)**

| | |
|---|---|
| **3-20** | **Computertomographie (CT), nativ** |
| **3-200** | **Native Computertomographie des Schädels** |
| **3-201** | **Native Computertomographie des Halses** |
| **3-202** | **Native Computertomographie des Thorax** |
| **3-203** | **Native Computertomographie von Wirbelsäule und Rückenmark** |
| ... | |
| **3-22** | **Computertomographie (CT) mit Kontrastmittel** |
| ... | |

**3-30...3-30 Optische Verfahren**
**3-60...3-69 Darstellung des Gefäßsystems**
**3-70...3-76 Nuklearmedizinische diagnostische Verfahren**
**3-80...3-84 Magnetresonanztomographie (MRT)**
**3-90...3-90 Andere bildgebende Verfahren**
...

Abb. 17: Untergliederung nach Verfahren, dann nach Topographie

Lücken in der Notation wurden aus zwei verschiedenen Gründen gelassen:

- Die Vergleichbarkeit mit der ICPM der WHO sollte erhalten bleiben.
- Bei späteren Erweiterungen können Klassen (und damit Kodes) eingefügt werden.

## Umgang mit der Systematik

Mit der Version 2005 wurde ein **Zusatzkennzeichen** für rechts (**R**), links (**L**) und beidseitig (**B**) für die **Lokalisation** eingeführt. Diese Zusatzkennzeichen sind für Prozeduren an paarigen Organen oder Körperteilen (Augen, Ohren, Nieren, Extremitäten, etc.) verpflichtend und werden hinter dem OPS-Kode angegeben. Alle Schlüsselnummern, die mit einem Zusatzkennzeichen versehen werden müssen, sind im Druck mit einem Doppelpfeil (Abb. 16 [3]), bei manchen Ausgaben mit einer Raute (♦) und in den DIMDI-Dateien mit dem Zeichen # gekennzeichnet. Bei OPS-Kodes, die nicht gekennzeichnet sind, darf bei der gesetzlich vorgeschriebenen Datenübermittlung kein Zusatzkennzeichen für die Lokalisation angegeben werden.

"**Listen**" wurden eingeführt, um für einen oder mehrere Kodes geltende einheitliche Untergliederungen an der sechsten Stelle aus Gründen der Übersichtlichkeit zusammenzufassen. Auf die Gültigkeit einer Liste für einen Kode wird jeweils durch einen Hinweis und bei manchen Ausgaben zusätzlich durch einen Doppelstern (**) vor dem Kode aufmerksam gemacht.
Vorsicht! Diese Listen können auch an "entfernten" Stellen stehen (Abb. 18a). Bearbeitete Ausgaben wie z.B. die des Deutschen Ärzteverlags führen die Listen immer an den betreffenden Stellen auf. (Abb. 18b)

**5-14** **Operationen an der Linse**

Hinw.: Die Angabe zur Linsenimplantation ist für die Kodes 5-143 bis 5-146 nach folgender Liste zu kodieren. Es ist jedoch nicht jede Listenposition mit jedem 5-stelligen Kode kombinierbar:

0 ↔ Ohne Implantation einer alloplastischen Linse
5 ↔ Mit Einführung einer kammerwinkelgestützten Vorderkammerlinse
6 ↔ Mit Einführung einer irisfixierten Vorderkammerlinse
7 ↔ Mit Einführung einer sonstigen Vorderkammerlinse
8 ↔ Mit Einführung einer Vorderkammerlinse, n.n.bez.
9 ↔ Mit Einführung mehrerer alloplastischer Linsen
a ↔ Mit Einführung einer kapselfixierten Hinterkammerlinse, monofokale Intraokularlinse
b ↔ Mit Einführung einer sulkusfixierten Hinterkammerlinse, monofokale Intraokularlinse
c ↔ Mit Einführung einer sklerafixierten Hinterkammerlinse, monofokale Intraokularlinse
d ↔ Mit Einführung einer Hinterkammerlinse, n.n.bez., monofokale Intraokularlinse
e ↔ Mit Einführung einer kapselfixierten Hinterkammerlinse, Sonderform der Intraokularlinse
f ↔ Mit Einführung einer sulkusfixierten Hinterkammerlinse, Sonderform der Intraokularlinse
g ↔ Mit Einführung einer sklerafixierten Hinterkammerlinse, Sonderform der Intraokularlinse
h ↔ Mit Einführung einer Hinterkammerlinse, n.n.bez., Sonderform der Intraokularlinse
x ↔ Sonstige

**5-140** **Entfernung eines Fremdkörpers aus der Augenlinse**

. . .

**5-143** **Intrakapsuläre Extraktion der Linse**

*Hinw.:* Die Angabe zur Linsenimplantation ist in der 6. Stelle nach Liste vor 5-140 zu kodieren

. . .

** 5-143.0 Über sklero-kornealen Zugang
[6. Stelle: 0,5-8,a-h,x]

** 5-143.1 Über kornealen Zugang
[6. Stelle: 0,5,a-h,x]

** 5-143.x Sonstige

5-143.y N.n.bez.

Abb. 18a: Listen

| | |
|---|---|
| **5-143.–** | **Intrakapsuläre Extraktion der Linse** |
| | *Hinw.:* *Die verwendete Sonderform der Intraokularlinse ist für die 6. Stelle e bis h gesondert zu kodieren (5-149.2).* |
| 5-143.0- | Über sklero-kornealen Zugang |
| .00♦ | Ohne Implantation einer alloplastischen Linse |
| .05♦ | Mit Einführung einer kammerwinkelgeschützten Vorderkammerlinse |
| .06♦ | Mit Einführung einer irisfixierten Vorderkammerlinse |
| .07♦ | Mit Einführung einer sonstigen Vorderkammerlinse |
| .08♦ | Mit Einführung einer Vorderkammerlinse, n.n.bez. |
| .0a♦ | Mit Einführung einer kapselfixierten Hinterkammerlinse, monofokale Intraokularlinse |

Abb. 18b: Liste in bearbeiteter Ausgabe des Deutschen Ärzteverlages

Listen gelten generell nur für die spezifischen Kodes, nicht jedoch für die Resteklasse .y "nicht näher bezeichnet".

In der Regel ist eine Prozedur mit allen Komponenten mit einem OPS-Schlüssel abgebildet. Bei manchen OPS-Schlüsseln wird sogar darauf hingewiesen (Abb. 19 [1]). Bei besonders komplexen Eingriffen müssen die einzelnen Maßnahmen separat kodiert werden (**Mehrfachkodierung**). Darauf wird jedoch hingewiesen (Abb. 20 [2]). Auch die Versorgung einer intraoperativen Komplikation ist gesondert zu kodieren. Dies kann z.B. die operative Blutstillung einer Blutung sein, die normalerweise bei der durchgeführten Operation nicht erforderlich ist.

| | |
|---|---|
| **5-356** | **Plastische Rekonstruktion des Herzseptums (bei angeborenen Herzfehlern)** |
| | *Exkl.:* Verschluss eines erworbenen Septumdefektes (5-374.6)<br>Verschluss eines Septumdefektes im Rahmen einer Fallot-Korrektur (5-359.0) |
| | *Hinw.:* Die Anwendung der Herz-Lungen-Maschine ist im Kode enthalten. [1]<br>Wenn der Einsatz der Herz-Lungen-Maschine in tiefer oder profunder Hypothermie erfolgt, ist der entsprechende Kode (8-851.40, 8-851.41, 8-851.50, 8-851.51) zusätzlich anzugeben. |
| 5-356.0 | Vorhofseptumdefekt, Verschluss n.n.bez. |
| 5-356.1 | Vorhofseptumdefekt, Verschluss partiell |
| 5-356.2 | Vorhofseptumdefekt, Verschluss total |
| . . . | |

Abb. 19: Hinweis auf im Kode enthaltende Komponente

| | |
|---|---|
| **5-362** | **Anlegen eines aortokoronaren Bypass durch minimalinvasive Technik**<br>*Hinw.:* Die Anwendung der Herz-Lungen-Maschine ist gesondert zu kodieren (8-851)<br>Die offen chirurgische Entnahme eines Gefäßes zur Transplantation ist im Kode enthalten<br>Die endoskopische Entnahme eines Gefäßes zur Transplantation ist gesondert zu kodieren (5-38b ff) |

2

Abb. 20: Hinweis auf zusätzlich zu kodierende Komponenten der Prozedur

Bestimmte Kodes dürfen nur bei einem speziellen Patientenklientel verwendet werden:

- Kodes für Neugeborene:
  Neugeborene mit einem Alter bis 28 Tage bei Aufnahme
  z.B. 8-010.- "Applikation von Medikamenten und Elektrolytlösungen über das Gefäßsystem bei Neugeborenen"
- Kodes für Patienten bis zu einem bestimmten Alter:
  z.B. 6-004.10 "Hämin, parenteral: 100 mg bis unter 200 mg
  Hinw.: Dieser Kode ist für Patienten mit einem Alter bei Aufnahme von unter 15 Jahren anzugeben"
  Die Gabe von z.B. 150 mg Hämin kann bei einem Erwachsenen nicht kodiert werden.
- Kodes für Frauen bzw. Männer:
  z.B. 5-576.0- "einfache Zystektomie beim Mann"
  z.B. 5-576.1- "einfache Zystektomie bei der Frau"
- Kodes für Patienten mit Verbrennungen oder Verätzungen:
  z.B. 5-922.0 "Débridement eines Muskels bei Verbrennungen und Verätzungen"
  5-850.b- "Débridement eines Muskels" darf nur bei Patienten ohne Verbrennung oder Verätzung angewendet werden.
- Verletzung weiblicher Geschlechtsorgane bei Geburt oder durch sonstiges Trauma:
  z.B. 5-758.3 "Naht an der Haut von Perineum und Vulva nach Ruptur, post partum [Dammriss]"
  5-716.0 "Konstruktion und Rekonstruktion der Vulva (und des Perineums): Naht (nach Verletzung)" darf bei einem Dammriss unter der Geburt nicht kodiert werden.
- Kodes im Geltungsbereich § 17d KHG (Psychiatrie/Psychosomatik):
  OPS-Kodes mit Hinweis auf den Geltungsbereich §17d dürfen nur bei Patienten kodiert werden, die in der Psychiatrie oder der Psychosomatik aufgenommen wurden.

z.B. 9-60 "Regelbehandlung bei psychischen und psychosomatischen Störungen und Verhaltensstörungen bei Erwachsenen" (§ 17d KHG)

- Kodes im Geltungsbereich § 17b KHG (DRG-System):

  z.B. 5-790.9 "Geschlossene Reposition einer Fraktur oder Epiphysenlösung mit Osteosynthese durch Materialkombination
  Hinw.: Dieser Kode ist im Geltungsbereich des G-DRG-Systems (§ 17b KHG) nicht zu verwenden, dafür sind bei Kombinationen von Osteosynthesematerialien während eines Eingriffs alle Komponenten einzeln zu kodieren"

  z.B. 8-985 "Motivationsbehandlung Abhängigkeitskranker [Qualifizierter Entzug]
  Hinw.: Ein Kode aus diesem Bereich ist nur für Leistungen anzugeben, die in Einrichtungen im Geltungsbereich des § 17b KHG erbracht wurden."

Diese Kodes sind deshalb mit einem Hinweis auf ihre **eingeschränkte Anwendung** versehen und dürfen nur in den Fällen kodiert werden, auf die die eingeschränkte Anwendung zutrifft.

Der OPS sieht vor, zu einigen Operationen weitere **ergänzende Angaben** zusätzlich zu kodieren. Für diese Angaben steht der Bereich 5-93 bis 5-99 am Ende des Kapitels 5 "Operationen" zur Verfügung. Die darin enthaltenen Zusatzinformationen umfassen:

- Art des Transplantates (5-930)
- Verwendung von hypoallergenem Knochenersatz- und Osteosynthesematerial (5-931)
- Art des verwendeten Materials für Gewebeersatz und Gewebeverstärkung (5-932)
- Verwendung einer Kunststoff- oder biologischen Membran zur Prophylaxe von Adhäsionen (5-933)
- Verwendung eines MRT-fähigen Herzschrittmachers (5-934)
- Verwendung von beschichtetem Osteosynthesematerial (5-935)
- Verwendung von Arzneimitteln für neuartige Therapien (5-936)
- Durchführung der Operation im Rahmen der Versorgung einer Mehrfachverletzung (5-981)
  Dieser Zusatzkode ist nur für die Versorgung von Patienten anzuwenden, bei denen als Unfallfolge eine Mehrfachverletzung vorliegt, aber keine Lebensgefahr besteht.
- Durchführung der Operation im Rahmen der Versorgung eines Polytraumas (5-982)
  Dieser Zusatzkode ist nur für die Versorgung von Patienten anzuwen-

den, bei denen als Unfallfolge eine Verletzung mehrerer Organsysteme mit akuter Lebensgefahr besteht.

- Durchführung einer Reoperation (5-983)
  Dieser Zusatzkode ist anzuwenden bei der Wiedereröffnung des Operationsgebietes zur Behandlung einer Komplikation, zur Durchführung einer Rezidivoperation oder zur Durchführung einer anderen Operation in diesem Operationsgebiet. Sofern im organspezifischen Kapitel ein entsprechender spezifischer Kode vorhanden ist, ist dieser zu verwenden
- Anwendung mikrochirurgischer Technik (5-984)
  Unter einem mikrochirurgischen Eingriff werden Operationen verstanden, die mit Hilfe eines Mikroinstrumentariums und einer optischen Vergrößerung in entsprechender Operationstechnik unter maximaler Gewebeschonung durchgeführt werden.
- Anwendung von Lasertechnik (5-985)
- Anwendung von minimalinvasiver Technik (5-986)
- Anwendung eines OP-Roboters (5-987)
- Anwendung eines Navigationssystems (5-988)
- Fluoreszenzgestützte Resektionsverfahren (5-989)
- Hybridtherapie (5-98a)
- Anwendung eines flexiblen Ureterorenoskops (5-98b)
- Anwendung eines Klammernahtgerätes (5-98c)
  Exkl.: Wundverschluss an Haut und Unterhaut
  Klammernahtverschluss von Blutgefäßen
- Verwendung von patientenindividuell hergestelltem Instrumentarium (5-98d)
- Intraoperative Blutflussmessung in Gefäßen (5-98e)
- Vorzeitiger Abbruch einer Operation bzw. Eingriff nicht komplett durchgeführt (5-995)

Die **Zusatzkodes** sind ergänzend zu verwenden, sofern die Information nicht schon im Kode selbst enthalten ist. Zusatzkodes dürfen nicht selbständig benutzt werden und sind nur in Kombination mit dem durchgeführten, inhaltlich leitenden Eingriff (der eigentlichen Operation) zulässig.

Zur korrekten Anwendung der OPS-Kodes wurden Hinweise, Ein- und Ausschlussbemerkungen formuliert. Diese befinden sich auf der jeweils höchstmöglichen Hierarchieebene.

- **Einschlussbemerkungen** („Inkl.:“)
  Die Einschlussbemerkung dient der näheren Definition des Inhaltes der Klasse oder gibt Beispiele für die Zuordnung zu dieser Klasse (Abb. 21).
- **Ausschlussbemerkungen** („Exkl.:“)
  Ausschlussbemerkungen weisen auf Maßnahmen hin, die einem an-

deren Kode der Klassifikation zuzuordnen sind. Der zutreffende Kode ist jeweils angegeben (Abb. 21). Wenn eine Ausschlussbemerkung keine Kodeangabe enthält, ist die Prozedur, die ausgeschlossen wird, nicht Teil des OPS und kann nicht kodiert werden.
Ausschlusskriterien wurden nicht angegeben, sofern der auszuschließende Inhalt in der unmittelbar nachfolgenden Kodeliste enthalten ist.

- **Hinweise** („Hinw.:“)
  Die aufgeführten Hinweise weisen auf zusätzlich anzugebende Kodes hin (Kodierung von Teilkomponenten, Kodierung von Zusatzinformationen) oder erläutern, wann der Kode zu verwenden ist (Abb. 21).

**Biopsie ohne Inzision**
**(1-40 … 1-49)**

| | |
|---|---|
| *Inkl.:* | Perkutane (Fein-)Nadelbiopsie, Stanzbiopsie, durch bildgebende Verfahren gesteuerte perkutane Biopsie, endoskopische Biopsie, endosonographische Biopsie, arthroskopische Biopsie, Saugbiopsie |
| *Exkl.:* | Biopsie durch Inzision, intraoperative Biopsie, Biopsie bei diagnostischer Endoskopie durch Inzision und intraoperativ (1-50 bis 1-58) |
| *Hinw.:* | Das Anästhesieverfahren bei einer diagnostischen Maßnahme kann zusätzlich kodiert werden, sofern die diagnostische Maßnahme üblicherweise ohne Allgemeinanästhesie durchgeführt wird (8-90) |

Abb. 21: Hinweise

**Runde Klammern** "( )" enthalten ergänzende Bezeichnungen oder Erläuterungen zu einer Prozedurenangabe.
Beispiel: 1-404 "Perkutane (Nadel-)Biopsie an intraspinalem Gewebe"

**Eckige Klammern** "[ ]" enthalten Synonyme und andere Schreibweisen zu einer Prozedurenangabe.
Beispiel: 1-205 "Elektromyographie [EMG]"
Beispiel: 1-473.3 "Biopsie ohne Inzision am graviden Uterus mit Steuerung durch bildgebende Verfahren: Nabelschnurgefäße [Chordozentese]"

Der Begriff „**und**“ wird bei der Bezeichnung der 3-Steller und 4-Steller sowohl im Sinne von „und“ als auch im Sinne von „oder“ verwendet.
Beispiele: 1-27 "Diagnostische Katheteruntersuchung an Herz und Kreislauf"
5-025 "Inzision, Exzision, Destruktion und Verschluss von intrakraniellen Blutgefäßen"

Auf der Ebene der 5-Steller und 6-Steller wird "und" im Sinne von "sowohl als auch" verwendet.

Beispiel: 5-037.1 "Präparation und Destruktion von intraspinalen Blutgefäßen"

Nur bei den Listen mit Lokalisationen für die 5. oder 6. Stelle wird dies Prinzip nicht konsequent eingehalten. Eine Naht von oberflächlichen Venen des Unterarmes darf z.B. mit 5-388.a2 kodiert werden, obwohl die 2 an der 6. Stelle für "Unterarm und Hand" steht.

## OPS-Übung: Umgang mit der Systematik

1. Kann eine diagnostische Punktion der Harnblase mit 8-155.2 kodiert werden? Die Antwort sollten Sie ohne Blick in den OPS geben können.
2. Ist eine Zahnextraktion mit 5-230 zu kodieren?
3. Welcher oder welche Schlüssel aus 5-324.a ist/sind für eine offen chirurgische Lobektomie rechts ohne radikale Lymphadenektomie anzugeben, bei der sowohl eine bronchoplastische als auch eine angioplastische Erweiterung durchgeführt wird?
4. Welcher Schlüssel aus 3-20 ist für die native CT des Femurs zu verwenden?
5. Ist eine Kniegelenksarthroskopie rechts mit Biopsie mit 1-482.7 R korrekt kodiert?
6. Wie ist die offen chirurgische Implantation einer univentrikulären intrakorporalen Pumpe (siehe 5-376.-) unter Einsatz einer Herz-Lungen-Maschine korrekt zu kodieren?
7. Mit welchem Schlüssel aus 5-328 ist eine Pneumektomie mit Ösophagusresektion zu kodieren?
8. Mit welchem Schlüssel aus 5-375 ist eine Herz-Lungen-Transplantation zu kodieren?
9. Mit welchem Schlüssel aus 5-395 ist eine Patchplastik der rechten Arteria subclavia zu kodieren?
10. Darf eine offen chirurgische radikale Zystektomie mit Urethrektomie bei einer Frau mit 5-576.4x kodiert werden?
11. Darf die Sauerstoffzufuhr bei einem 1-jährigen Kind mit 8-720 kodiert werden?
12. Ist 5-661.60 R der richtige Kode für eine offen chirurgische totale Salpingektomie rechts bei Extrauterinschwangerschaft?
13. Darf eine nichtinvasive präoperative Epilepsiediagnostik in Form eines Video-EEGs mit 1-207.2 kodiert werden?
14. Darf die Pädaudiometrie mit 1-242 "Audiometrie" kodiert werden?
15. Ist die Entleerung eines subduralen Hämatoms durch Bohrlochtrepanation mit 5-010.2 oder mit 5-013.1 zu kodieren?
16. Wie ist eine stereotaktische Entleerung eines subduralen Hämatoms mit Zugang über Bohrlochtrepanation zu kodieren?

17. Darf die Naht eines intrakraniellen Blutgefässes auch dann mit 5-026.0 kodiert werden, wenn der Defekt des Blutgefässes nicht durch eine Verletzung hervorgerufen wurde?
18. Darf die Exzision von Tumorgewebe an den Rückenmarkhäuten mit 5-035.4 kodiert werden?
19. Darf eine Gustometrie mit 1-247 kodiert werden?
20. Muss bei einer offen chirurgischen Appendektomie (5-470.0) die Laparotomie (5-541.y) zusätzlich kodiert werden?
21. Ist bei einer Laserskerostomie zur Senkung des Augeninnendrucks an beiden Augen (5-131.5 B) zusätzlich 5-985 „Lasertechnik“ anzugeben?

## Lösung: Umgang mit der Systematik

1. Der Kode kann nicht stimmen. Die "8" an der ersten Stelle zeigt, dass es sich um einen Kode aus dem Kapitel "Therapien" handelt. Eine diagnostische Punktion muss sich im Kapitel 1 "Diagnostik" befinden.

2. Nein. Es gibt eine 5. hierarchische Ebene. Es ist 5-230.y zu kodieren, wenn es keine detaillierteren Informationen über die extrahierten Zähne gibt.

3. 5-324.a4 R „Lobektomie ohne radikale Lymphadenektomie, offen chirurgisch, mit bronchoplastischer und angioplastischer Erweiterung“ ist korrekt. 5-324.a2 plus 5-324.a3 sind falsch, da es den Kombinationskode 5-324.a4 gibt.

4. 3-205 "Native Computertomographie des Muskel-Skelettsystems"

5. Nein, es ist zusätzlich ein Kode aus 1-697 zu kodieren (siehe Hinweis). Die korrekte Kodierung:
   1-482.7 R "Arthroskopische Biopsie an Gelenken: Kniegelenk"
   plus
   1-697.7 R "Diagnostische Arthroskopie: Kniegelenk"

6. 5-376.40 plus 8-851.y
   Der Einsatz der Herz-Lungen-Maschine ist laut Hinweis bei 5-37 zusätzlich zu kodieren, da es beim Kode 5-376.40 oder einem übergeordneten Kode keinen Hinweis gibt, dass sie enthalten ist.
   Falls es genauere Angaben zur Herz-Lungen-Maschine gibt, ist ein spezifischerer Kode zu verwenden.

7. 5-328.06 "Pneum(on)ektomie: Mit Ösophagusresektion"

8. 5-375.2 „Herz-Lungen-Transplantation (En-bloc)"

9. 5-395.40 R "Patchplastik an Blutgefäßen, A. subclavia"

10. Nein. Erstens gibt es in 5-576 unterschiedliche Kodes für Mann oder Frau. Zweitens wird "offen chirurgisch" an 6. Stelle mit 0 kodiert.
    Korrekter Kode: 5-576.70 "Radikale Zystektomie mit Urethrektomie bei der Frau: Offen chirurgisch"

11. Nein, weil dieser Kode nur bei Neugeborenen (Alter bei Aufnahme maximal 28 Tage) kodiert werden darf. Bei älteren Patienten wird Sauerstoffzufuhr überhaupt nicht kodiert.

12. Nein. Der korrekte Kode ist 5-744.40 R „Operationen bei Extrauteringravidität: Totale Salpingektomie, offen chirurgisch“

13. Nein. Der Exklusivhinweis weist auf 1-210, 1-211 und 1-212 hin. Korrekter Kode: 1-210 "Nichtinvasive Video-EEG-Intensivdiagnostik zur Klärung eines Verdachtes auf Epilepsie oder einer epilepsiechirurgischen Operationsindikation"

14. Ja, siehe Inklusivhinweis.

15. Mit beiden OPS-Kodes. Der Hinweis bei 5-010 weist darauf hin, dass dieser Kode nur als Zusatzkode für die Kodierung des Zugangs verwendet werden darf. Die korrekte Kodierung wäre
    5-013.1 für die Hämatomentleerung
    plus
    5-010.2 für den Zugang

16. Mit 5-014.1 „Entleerung eines intrakraniellen Hämatoms". Der Zugang ist nicht gesondert zu kodieren, da er bei stereotaktischen Eingriffen bereits im Kode enthalten ist (siehe Hinweis).

17. Ja. Die Angabe in runden Klammen kann angegeben sein, muss es aber nicht, um den Kode angeben zu dürfen.

18. Nein. Auf der Ebene der 5- und 6-Steller bedeutet "und", dass die Exzision sowohl an den Rückenmarkhäuten als auch am Knochen stattgefunden haben muss. Stattdessen ist 5-035.2 "Exzision und Destruktion von erkranktem Gewebe, Rückenmarkhäute, Tumorgewebe" zu kodieren. Im Ernstfall müsste der Zugang noch zusätzlich kodiert werden.

19. Ja. Auf der Ebene der 4-Steller bedeutet "und" auch oder.

20. Nein, die Laparotomie ist im OPS-Kode für die Appendektomie enthalten.

21. 5-131.5 B " Senkung des Augeninnendruckes durch filtrierende Operationen: Lasersklerostomie"
    Die Anwendung von Lasertechnik wird nicht zusätzlich durch 5-985 angegeben, da die Lasertechnik im Kode bereits enthalten ist. Siehe Hinweis bei Operationen an den Augen (5-08 ... 5-16).

## OPS-Übung: Kodierfragen aus der Praxis

1. (Diagnostische) Knochenmarkpunktion mit Entnahme am Beckenkamm
2. Legen eines ZVK (zentraler Venenkatheter)
3. Entfernung eines ZVK
4. Legen eines Shaldon-Katheter (großlumiger Kunststoffkatheter für die Hämodialyse)
5. Fluoreszenzangiographie am Auge
6. Wie kodiert man eine diagnostische, wie eine therapeutische Aszitespunktion?
7. Das Schlaflabor möchte den multiple sleep latency test kodieren.
8. Belastungs-EKG
9. Es wurde ein Tumor im Becken – an den Beckenknochen angrenzend - mit einem Stück Beckenknochen zusammen entfernt.
10. Die Zugänge zur Wirbelsäulen-OP sind gesondert zu kodieren. Hier ein paar Beispiele:
    - Thorakotomie
    - Sternotomie (als Zugang zur Brustwirbelsäule)
    - Lumbotomie (retroperitonealer Zugang)

    Welches sind die OPS-Kodes dafür?
11. Urethrokutaneostomie (das ist das Schaffen einer Verbindung/Öffnung der Harnröhre des Mannes zur Haut im Bereich des Penisschaftes oder des Dammes)
12. Entfernung von Sternumdrähten. Sie wurden nach einer Herz-OP mit Sternotomie zur Fixierung des Sternums angebracht.
13. Resektion des Processus Xiphoideus (Sternum Fortsatz)
14. offen chirurgische Thoraxdrainage
15. Pyelolithotomie = Nierensteinentfernung offen chirurgisch
16. Entfernung eines Lipoms am linken Ellbogen ca. 2 cm * 1 cm. Die Wunde wurde anschließend genäht.
17. Radikale Hysterektomie mit Ausräumung der pelvinen Lymphknoten
18. Bei einer Patientin mit Rekto-/Zystozele werden eine vordere und eine hintere Scheidenwandplastik durchgeführt.

19. Röntgen Thorax
20. Es soll eine Auswertung über alle Fälle mit Glaskörper-OP erstellt werden. Welcher OPS-Bereich muss in die Auswertung einbezogen werden?
21. Wie kodiert man eine Blutstammzelltransplantation?
22. Sie sollen eine Auswertung über alle Fälle erstellen, bei denen seit 2006 ein portosystemischer Shunt (TIPSS) angelegt wurde. Welche OPS-Kodes müssen für die Auswertung herangezogen werden?
23. In der Stereotaxie des Neurozentrums einer Universitätsklinik erfolgt eine stereotaktische Neurostimulatorimplantation. Dazu werden die Elektroden stereotaktisch gelegt und der Neurostimulator selbst im Bauchraum implantiert.

## Lösung: Kodierfragen aus der Praxis

1. 1-424 "Biopsie ohne Inzision am Knochenmark"
2. 8-831.0 "Legen eines Katheters in zentralvenöse Gefäße"
3. Für diese Leistung gibt es keinen OPS-Kode.
4. 8-831.5 "Legen eines großlumigen Katheters zur extrakorporalen Blutzirkulation"
5. 3-690 "Angiographie am Auge" plus 1-999.1 "Fluoreszenzgestützte diagnostische Verfahren"
6. Diagnostisch: 1-853.2 "Aszitespunktion"
   Therapeutisch: 8-153 "Therapeutische perkutane Punktion der Bauchhöhle"
7. 1-795 "Multipler Schlaflatenztest [MSLT] / multipler Wachbleibetest [MWT]"
8. Ruhe-, Langzeit- oder Belastungs-EKG als Einzelmaßnahme kann und soll mit dem OPS nicht kodiert werden.
9. 5-782.1d "Exzision und Resektion von erkranktem Knochengewebe: Partielle Resektion mit Weichteilresektion: Becken"
10. Zugang zur BWS:
    - Thorakotomie 5-031.5 "Zugang zur BWS transpleural"
    - Sternotomie 5-031.4 "Zugang zur oberen BWS, ventral mit Sternotomie"

    Zugang zur LWS:
    - retroperitoneal, Lumbotomie 5-032.6 "Zugang zur LWS retroperitoneal"
11. <u>5-580.1</u> "Urethrostomie"
    5-564.7- "Kutane Harnableitung durch Ureterokutaneostomie (nicht kontinentes Stoma): Ureterokutaneostomie" ist falsch, da es sich um eine OP am Ureter (nicht an der Urethra) handelt.
12. <u>5-349.3</u> "Entfernung von Osteosynthesematerial am Thorax"
    5-787.0x "Entfernung von Osteosynthesematerial: Sonstige" ist falsch. Im Exklusivhinweis von 5-787 wird auf 5-349.3 verwiesen.
13. Handelt es sich um abgestorbenes Knochen/Knorpelmaterial ist 5-349.1 "Sequesterotomie an Rippe oder Sternum" zu kodieren, ansonsten 5-343.3 "partielle Resektion am knöchernen Thorax, Sternum"
    5-782.0x "Exzision und Resektion von erkranktem Knochengewebe:

Partielle Resektion: Sonstige" ist falsch, da der Kode zur Gruppe der Operationen an den Bewegungsorganen gehört.

14. 5-340.0 "Drainage der Brustwand oder Pleurahöhle, offen chirurgisch"

15. 5-551.2 "Pyelotomie" laut Inklusivhinweis mit Steinentfernung

16. 5-894.17 L "Lokale Exzision von erkranktem Gewebe an Haut und Unterhaut: Exzision, lokal, mit primärem Wundverschluss: Oberarm und Ellenbogen"
Bei einer Fläche von 2 cm * 1 cm = 2 $cm^2$ handelt es sich um eine lokale Exzision (siehe Hinweis zu 5-894).
Achtung! In der Liste für die Lokalisation an der 6. Stelle weicht der OPS meines Erachtens von der Regel ab, dass an 6. Stelle "und" gleichbedeutend mit "sowohl als auch" ist. Gemeint ist hier wohl "oder".

17. 5-685.1 "Radikale Uterusexstirpation, mit pelviner Lymphadenektomie"

18. Es sind zwei OPS-Kodes anzugeben (siehe Hinweis bei 5-704):
5-704.00 "Vaginale Kolporrhaphie und Beckenbodenplastik: Vorderwandplastik (bei (Urethro)-Zystozele), ohne alloplastisches Material“
plus
5-704.10 „Vaginale Kolporrhaphie und Beckenbodenplastik: Hinterwandplastik (bei Rektozele), ohne alloplastisches Material"
Da keine Angabe zur Verwendung von alloplastischem Material vorliegt, wird davon ausgegangen, dass dieses nicht verwendet wurde (Im Ernstfall nachfragen).

19. Röntgen kann und soll mit dem OPS nicht kodiert werden.

20. Glaskörper = Corpus vitreum
Alle Kodes aus 5-158.- und 5-159.-

21. Mit einem Kode aus 8-805.- „Transfusion von peripher gewonnenen hämatopoetischen Stammzellen“

22. Seit 2007 wird die perkutane Anlage eines portosystemischen Shuntes mit 8-839.80 kodiert. Davor wurde sie mit 8-839.2 kodiert.

23. Kode aus 5-014.9- "Stereotaktische Operationen ..., Implantation oder Wechsel von intrazerebralen Elektroden"
    plus
    Kode aus 5-028.9- "Implantation oder Wechsel eines Neurostimulators mit Implantation oder Wechsel einer Neurostimulationselektrode (Hinw.: Die Implantation oder der Wechsel der Neurostimulationselektrode sind gesondert zu kodieren ...)

## Alphabetisches Verzeichnis

Bis zum OPS, Version 2.1 wurde nur für einzelne Ausgaben von den Verlagen ein alphabetischer Teil zur Verfügung gestellt. Die alphabetischen Teile waren von Ausgabe zu Ausgabe sehr unterschiedlich und enthielten meist nur die Bezeichnungen aus der zugrunde liegenden OPS-Systematik. Zusätzliche klinische Bezeichnungen im Sinne eines Prozedurenthesaurus gab es meist nicht.

Zum OPS 2004 wurde vom DIMDI erstmals ein offizielles Alphabetisches Verzeichnis zur Verfügung gestellt, das auch im klinischen Alltag gebräuchliche Bezeichnungen enthält. Seither wurden mit jeder neuen Version weitere Bezeichnungen aus dem klinischen Sprachgebrauch aufgenommen.

## Erweiterter OPS

Um den Prozess der Differenzierung und Optimierung des DRG-Systems zu unterstützen, wurde ein nicht-amtlicher Erweiterungskatalog zusätzlich zum amtlichen OPS Version 2.1 vorgelegt. Mit dem OPS 2004 wurden die fakultativ anzuwendenden nicht-amtlichen (optionalen) OPS-Kodes in den amtlichen Teil integriert und wurden in den Buchausgaben durch graue Hinterlegung gekennzeichnet.

Die optionalen OPS-Kodes sollten eine differenziertere Kodierung durch weitere Unterteilung amtlicher OPS-Kodes bzw. durch zusätzliche, neue Kodes ermöglichen. Die Verwendung der nicht-amtlichen OPS-Kodes erfolgte auf rein freiwilliger Basis. Verbindlich für die Kodierung nach § 301 SGB V war nur der amtliche OPS. DIMDI stellt Überleitungstabellen zur Verfügung, die es erlauben einen nicht-amtlichen Kode auf einen amtlichen Kode abzubilden.

Mit der Version 2009 wurde der erweiterte OPS aufgelöst. Kodes aus dem Erweiterungskatalog wurden entweder in den amtlichen OPS übernommen oder aus dem OPS entfernt.

## Zukunft des OPS

DIMDI verfolgt aktuelle Entwicklungen im Bereich der Prozedurenklassifikation in anderen Ländern, um langfristig eine Nachfolgeklassifikation für den OPS zu finden. Die französische Classification commune des actes médicaux (CCAM) wird nach einer Machbarkeitsstudie favorisiert.

## Literatur


- B. Graubner: Stets aktuell – ICD-10-GM und OPS; In: mdi 2/2006 http://www.imbi.uni-freiburg.de/medinf/gmds-ag-mdk/ → Publikationen und Stellungnahmen
- F. Leiner, W. Gaus, R. Haux, P. Knaup-Gregori, K.-P. Pfeiffer: Medizinische Dokumentation – Grundlagen einer qualitätsgesicherten integrierten Krankenversorgung. Lehrbuch und Leitfaden; Schattauer, 2011, 6. aktualisierte Auflage
- A. Zaiß, S. Hanser, Jakob: Bewährter Inhalt in neuer Struktur: Pilotversion eines neuen medizinischen Prozedurenschlüssels. In: Informatik, Biometrie und Epidemiologie in Medizin und Biologie. Abstracts der 48. Jahrestagung der Deutschen Gesellschaft für Medizinische Informatik, Biometrie und Epidemiologie (GMDS), Münster, 14.-19. September 2003, Band 34, Blettner, Kuhn, Köpcke, Löffler (Hrsg.), Urban & Fischer, 2003, S. 241-243
- S. Hanser, A. Zaiß, Jakob: Machbarkeitsstudie für eine neue Prozedurenklassifikation unter Verwendung der Methodiken von PCS und CCAM sowie den Inhalten des OPS. In: Dokumentation – der Schritt ins 3. Jahrtausend. Tagungsband 8. DVMD-Tagung, Ulm, 1.-2. April 2004, Schweizer, Großmann, Meule, Gaus (Hrsg.), S. 118-122
- OPS: Systematisches Verzeichnis
  OPS: Alphabetisches Verzeichnis
  - www.dimdi.de → Klassifikationen → Prozeduren
  - Bearbeitet von Dr. med. Bernd Graubner; Deutscher Ärzte-Verlag
- DIMDI (Hrsg.): Basiswissen Kodieren – Eine kurze Einführung in die Anwendung von ICD-10-GM und OPS; 2010, überarbeitete Neuauflage http://www.dimdi.de/dynamic/de/klassi/downloadcenter/icd-10-gm/basiswissenkodieren/basiswissen-kodieren-2010.pdf

# Stichwortverzeichnis

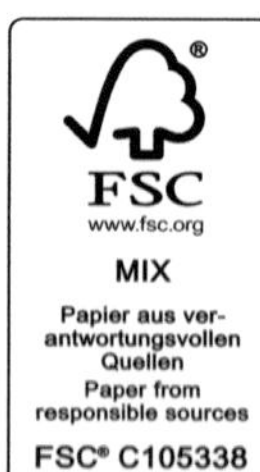
FSC
www.fsc.org
MIX
Papier aus verantwortungsvollen Quellen
Paper from responsible sources
FSC® C105338